中医护理技能

主编 ◎ 潘晓彦　秦元梅

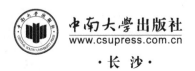

中南大学出版社
www.csupress.com.cn
·长沙·

编委会

丛书序一

20世纪早期，熊彼特提出著名的"创造性毁灭"理论：一旦现有的技术受到竞争对手更新、效率更高的技术产品的猛烈冲击，创新就会毁灭现有的生产技术，改变传统的工作、生活和学习方式。今天，网络技术的影响波及全球，各种教育资源通过网络可以跨越时间、空间距离的限制，使学校教育成为超出校园向更广泛的地区辐射的开放式教育。而融媒体教材，正在以一种新型的出版形式影响着教育和教学。

随着社会的进步，人民大众对享有高质量的卫生保健需求日益增加，特别是目前国内外对高层次护理人才的需求增加，要求学校护理教育更快、更多地培育出高质量的护理人才。为加强高校优质课程资源共享，实现优势互补，共建共享高质量融媒体课程，推动我国护理专业教育质量的提升，针对远程教育的教学特点，我们组织全国三十余所高等院校有丰富教学经验的专家编写了这套"百校千课联盟护理专业融媒体教材"。

融媒体教材建设的实质就是将纸质图书与多媒体资源进行链接，使资源的获取变得更加容易，使读者能高效、深度地获取知识。在本套教材中，我们以纸质教材为载体和服务入口，综合利用数字化技术，将纸质教材与数字服务相融合。学生可以随时随地利用电脑和手机等多个终端进行学习。纸质教材的权威、视频的直观以及其中设计的互动内容，可以让学习更生动有效。

另外，本套教材在编写中根据《国家中长期教育改革和发展规划纲要（2010—2020年）》《中国护理事业发展规划纲要（2016—2020年）》提出的"坚持以岗位需求为导向""大力培养临床实用型人才""注重护理实践能力的提高""增强人文关怀意识"的要求，注重理论与实践相结合、人文社科学与护理学相结合，培养学生的实践能力、独立分析问题和解决问题的评判性思维能力。各章前后分别列有"阅读音频""学习目标""预习案例""本章小结""学习检测"，便于学生掌握重点，巩固所学知识。能切实满足培养从事临床护理、社区护理、护理教育、护理科研及护理管理等人才的需求。

由于书中涉及内容广泛，加之编者水平有限，不当之处在所难免，恳请专家、学者和广大师生批评指正，以便再版时修订完善。

2020 年 6 月

丛书序二

　　教材是学生学习一门功课最基本，也是最权威的学习资源。过去如此，"互联网＋"时代的今天也不例外。国家教材委员会认为"课程教材是学校教育工作的核心内容，集中体现了教育思想和理念、人才培养的目标和内容"。习近平总书记在 2016 年全国高校思想政治工作会议上明确提出"教材建设是育人育才的重要依托"，在 2018 年全国教育大会上更是明确地指出"要把立德树人融入思想道德教育、文化知识教育、社会实践教育各环节，贯穿基础教育、职业教育、高等教育各领域，学科体系、教学体系、教材体系、管理体系要围绕这个目标来设计"。足见教材在回答教育"培养什么人""如何培养人""为谁培养人"这一根本问题中的重要根本价值。

　　教材之于高等教育（无论是全日制高等教育，还是非全日制高等教育，即高等学历继续教育）同样意义重大。2016 年 10 月 15 日，教育部陈宝生部长在武汉高等学校工作座谈会上首次提出高等教育要实现"四个回归"，分别是"回归常识""回归本分""回归初心""回归梦想"。当谈到"回归常识"时，他首先阐述的内涵就是"教育的常识就是读书"。当然，这里的"书"不仅仅是教材，还包括其他类型的"书"，甚至"社会书""国情书""基层书"，但首选是"教材"！这是毫无疑问的。

　　在高等学历继续教育领域，特别是师生多处于分离状态的远程高等教育领域，教材肩负着更加重要的使命——它不仅要呈现教的内容，而且要承担部分教师教的职能，也就是让学习者通过阅读教材产生"对话"，就仿佛学习者在与教师（编者）进行双向交流。这在远程教育领域叫做"有指导的教学会谈"。过去，由于教材受到表现形式的束缚，要实现这类"对话"，只能通过编写指导性文字的方式来实现。伴随以互联网为主的现代信息技术的发展，传统印刷教材可以通过二维码、配套学习卡等方式，与网络上的在线学习平台、微信小程序、多媒体资源、在线学习服务等建立链接。这不仅打破了传统图书内容封闭、无法更新的不足，还使学习者能通过教材获得相应的资源，服务更加便捷，获取知识更加高效、个性化，且更有深度。我们称这样的教材为"融媒体教材"。

显然，融媒体教材的编写不是一件简单的事情，编者既需要掌握扎实的学科专业知识，做到深入浅出；又需要丰富的媒体技术运用能力，尤其是要掌握在线学习资源的设计能力。由于融媒体教材已经不是简单的图文著述，而变成了一个相对完整的教学资源系统的开发。除了传统教材所需要的文字、图表等内容外，还需要作者配套相应的授课微视频、测试题、学习活动(如投票、讨论等)、拓展学习资料等。根据课程特点，还可以有动画、音频、VR(AR、MR)等更加富有表现力的资源。因此，高质量的开发融媒体教材，需要专业化的团队合作。

2018年，为贯彻落实党的十九大提出的"办好继续教育"要求，推动我国远程与继续教育事业健康、可持续发展，由全国高校现代远程教育协作组发起，在全国范围力邀了一大批志同道合的高水平大学、出版社，与北京网梯(技术支持)共同组建了"百校千课共享联盟"。很荣幸，我任联盟理事长。我们成立这个联盟的初心就是以开发融媒体教材为突破口，加强高校优质课程资源的共建共享，避免低水平重复建设，打破高校、出版社、企业的合作壁垒，实现优势互补，共建共享高质量课程，推动我国在线教育质量的提升。可喜的是，联盟得到了会员单位，以及各方面的大力支持，迅速发展壮大，已经有不少学科专业组建了专业编委会，成立了教材研发团队，启动了相关教材编写、资源制作工作，一本本将印刷图书与网络资源相融合的新型立体化融媒体教材相继面世。这套丛书有如下特点：

一是立德树人，育人为本。丛书注重知识、技能与价值观的综合，将学科知识与人文知识、人文精神有效融合，坚持以文化人、以文育人。丛书编写注重增进文化自信，在具体内容的取舍上，既瞄准世界前沿，又紧密结合国情，坚持古为今用，推陈出新。

二是语言活泼，对话风格。丛书改变传统教科书刻板、艰涩的语言风格，倡导使用轻松活泼的语言，以对话的方式，深入浅出地将要教给学生的知识点、技能点呈现出来，帮助图书使用者更好地学习。

三是既有内容，也有活动。丛书绝不是知识点的简单罗列，而是将要教的内容与教学的活动在技术的支持下有机组合，以实现印刷教材与网络资源、学习平台的有效结合，实现学习者"学－练－测－评"一体化。

四是版面活泼，模块设计。丛书版面设计活泼，在适应读者阅读习惯基础上，注重提升读者的阅读舒适度和使用教材的便捷度(如可以方便地做笔记、扫码等)。此外，模块化的栏目设计让读者更容易区分不同内容的价值，有利于提升更有效的阅读。

五是链接资源，开放灵活。丛书通过二维码、学习卡等方式，实现了印刷教材与在线学习课程、微信学习小程序的无缝链接。通过扫描教材内页的资源码，学习者能够轻松地访问配套学习资源。

丛书是多方面共同努力的结果和集体智慧的结晶。每一本融媒体教材的诞生，都有着至少4支队伍的共同贡献。第一支队伍是由主编带领的学科专业编写团队，这支团队往往由国内同领域多个大学的老师组成，共同编写、共同审校；第二支队伍是协助完成图书配套视频、动画、测试等资源建设的多媒体资源开发团队和北京网梯科技发展有限公司的平台、小程序研发团队，他们是立体化资源的建设者和技术研发者；第三支队伍是负责教材设计和图文资源审校的出版社工作团队，他们从出版的专业角度，为丛书的每一个细节进行把关；第四支队伍是"百校千课联盟"的所有成员单位及专家委员会，他们参与了需求研判、丛书设计、标准拟定、制作开发、推广应用等全过程。在此，一并表示衷心的感谢！

是以为序。

严继昌
2018 年 12 月于清华园

前　言

新中国成立后，毛泽东主席提出中西医结合的指示。习近平总书记说："中医药学是中国古代科学的瑰宝，也是打开中华文明宝库的钥匙。"中医学除了重视整体观和辨证论治，还有一个特点就是她有自己独特的技能用来防治疾病。要开展中医养生保健护理工作，就需要知晓常用的中医养生保健技能。《中医护理技能》就是介绍常用中医养生保健治疗技能的一门应用型技能课程。

编写该教材的目的是提高学生的中医临床护理基本能力，为开展临床护理工作提供技能基础。教材强调学生对中医技能知识的深入理解，突出培养学生的动手能力和应用能力，有利于护士开展辨证施护。教材同时注重人文关怀和医德教育，力求达到专业学习与临床应用的零距离。

教材采用融媒体教材形式，以纸质教材为载体和服务入口，综合利用数字化技能，将纸质教材与数字服务相融合。教材具有支持移动学习，学习与测试、评价、导学相结合的特点。

本教材分为上下两篇，上篇为中医护理操作技能，下篇为中医运动音乐养生法，这种将操作技能与运动音乐养生技能一起编写的方法国内少有。教材突出中医技能"人文关怀和保健需要"，突出技能操作流程与注意事项，内容涵盖预防技能、养身技能和治疗技能，并有扩展阅读内容，方便学生扩展学习，教材各章前增加学习目标和案例导引，技能操作有流程图，习题附参考答案，具有"全而易学""广而精炼"特点。教材既适合在校学生学习，也适合广大社会人士自学以用来防治疾病。

编写中，我们每项技能有PPT课件，有操作视频，有测试题，可有效解决学生学习时间碎片、上课时间地点无法统一、且学习的积极性需要鼓励等问题。

本教材是全体编委共同努力的结果，是大家多年教学与临床经验的总结，编写中，绪论和第一章第 1 节潘晓彦教授撰写；第一章第 2~3 节秦元梅教授撰写；第一章第 4~5 节杨巧菊教授撰写；第二章第 1~2 节陈红涛副教授撰写；第二章第 3~4 节何花护士长撰写；第三章熊江艳副主任护师撰写；第四章彭冬美副主任护师撰写；第五章第 1~2 节莫兰护师撰写；第五章第 3~4 节高瑞华讲师撰写；第五章第 5~6 节刘姝副主任护师撰写；第六章第 1~2 节霍依老师撰写；第六章第 3~4 节常佳婧老师撰写；第六章第 5~6 节张丽老师撰写；第六章第 7 节和第七章第 1 节舒静副教授撰写；第七章第 2~3 节曲文巧副主任护师撰写；第八章第 1~2 节宋小花副主任护师撰写；第八章第 3~4 节郭璇副教授撰写；第八章杨金花老师撰写。为保证教材质量，教材编写中实行互审、交叉审、副主编二审、主编三审制，各位编委为此付出了辛勤细致的劳动，在此特别感谢！

由于本学科本身仍在发展中，加上编者水平有限，编写中难免有不足之处，衷心希望各院校师生和广大读者提出宝贵意见，以便今后进一步改进、充实和提高。

主 编
2019 年 8 月

目　录

绪　论

中医护理是中医药事业的重要组成部分，与中医学同步产生和发展，在长期的临床实践过程中，形成了以整体观念为指导，以中医辨证理论为依据，融传统与现代护理技术为一体的独特的中医护理理论体系和技术操作系统，已经成为中医药综合防治疾病的重要手段之一。中医护理不但在协助诊疗、救治生命、促进康复和增进医患和谐等方面作出了贡

绪论PPT课件

献，而且推动服务方式由以治病为中心向以健康为中心转变等方面开展了大量卓有成效的工作，为维护人民健康作出了不可替代的贡献，已经成为传承发展中医药事业不可或缺的重要力量。

党的十八大以来，以习近平同志为核心的党中央高度重视中医药事业发展，提出了一系列发展中医药的新思想、新论断、新要求，推出了一系列传承发展中医药的新目标、新战略、新举措。党的十九大报告提出"坚持中西医并重，传承发展中医药事业"。中医药站在了新的历史起点上，迎来了天时、地利、人和的大好时机。

中医护理技术是临床护理技术的重要组成部分，也是护理专业服务的关键环节。《中华人民共和国职业分类大典》把中医护士列为一个职业，说明中医护理有专业方向的定位。要培养学生实际操作能力，在临床上推广中医，就要加强中医护理基本技能的培训，开设相关课程。因此，《中医护理技能》成为多数中医药院校培养中医护理人才的必修课程。

习近平对中医药工作作出重要指示

2019年10月25日，中共中央总书记、国家主席、中央军委主席习近平对中医药工作作出重要指示指出，中医药学包含着中华民族几千年的健康养生理念及其实践经验，是中华文明的一个瑰宝，凝聚着中国人民和中华民族的博大智慧。新中国成立以来，我国中医药事业取得显著成就，为增进人民健康作出了重要贡献。

习近平强调，要遵循中医药发展规律，传承精华，守正创新，加快推进中医药现代化、产业化，坚持中西医并重，推动中医药和西医药相互补充、协调发展，推动中医药事业和产业高质量发展，推动中医药走向世界，充分发挥中医药防治病的独特优势和作用，为建设健康中国、实现中华民族伟大复兴的中国梦贡献力量。

一、中医护理技能发展简述

医家运用中医药学治疗疾病的过程中，积累了一套行之有效的独特的治疗方法，应用最为广泛的方药和针灸已为全世界所熟悉；其他方法如推拿法、按摩法、拔罐法、刮痧法、熏洗法、热熨法、敷贴法等依然在临床广泛使用；五禽戏、太极拳、太极剑、气功疗法等现在仍是人民群众保健强身的重要手段。从中医护理技能的发展过程来看，主要经历了以下几个阶段。

（一）中医护理技能萌芽

远古时期，原始人类在生活与劳动过程中，偶然受伤便设法涂裹包扎，身体疼痛不适便揉捏按压，这些本能的自身保护即是中医护理技能的开始。如刮痧的形成可追溯到旧石器时代，当时人们患病时本能地用手或石片抚摩、捶击体表某一部位，发现能使疾病获得缓解，此法通过长期的发展与积累，即形成砭石疗法。

（二）中医护理技能形成发展时期

《黄帝内经》中详细论述了针灸、推拿、导引、热熨、洗药等基本护理技能，特别是关于针刺疗法的论述颇多，例如，要求针灸医生在治疗中要治神，"凡刺之真，必先治神……"（《素问·宝命全形论》）；要求辨证取穴方法以治虚实，"病在上，取之下；病在下，取之上……"（《素问·五常政大论》）。《五十二病方》中多处论述"布炙以熨""抚以布"，《伤寒杂病论》在护理操作技术方面，有熏洗法、烟熏法、坐浴法、占烙法、外掺法、灌耳法等，并首创了猪胆汁灌肠法，开创了辨证施护的先河。三国时期，养生康复实践得到发展。名医华佗倡导的"五禽戏"，就是在古代导引方法的基础上，模仿虎、鹿、猿、熊、鸟五种动物的姿态动作，把体育与医疗护理结合起来的保健方法，是最早的康复护理方法。唐代孙思邈首创了细葱管导尿法、蜡疗法、热熨法等。金朝张从正在《儒门事亲》中记载了很多护理内容，其中所述的"脱肛，大肠热甚也，用酸浆水煎三五沸，稍热涤洗三五度，次以苦剂坚之，则愈"，说明我国很早就有了坐浴疗法。宋元之际，民间已比较广泛地流传用汤匙、铜钱水或油刮背部，以治疗腹痛等症。明代有关痧症的记述更加丰富，如明·李梴的《医学入门》中载有："将大指爪从针尾刮至腰，此刮法也。"

清代曹慈山在《养生随笔》中，从老年人的生理特点出发，总结出一整套衣、食、住、行的养生方法，浅近而易行，创立了卧、坐、立功等导引法，主张要动静结合，为中医护理学的发展提供了更加丰富的实践经验。在清代，对痧症的研究取得了突破性进展，其主要标志是出现了第一部痧症研究的专著——郭志邃撰于康熙初期的《痧胀玉衡》，该书对痧症的病源、流行、表现、分类与刮痧方法、工具以及综合治疗等方面都做了较为详细的论述。

（三）中医护理技能逐渐规范

新中国成立以后，党和国家大力扶持和发展中医药事业，制定了一系列政策，使中医药事业同其他学科一样得到了蓬勃发展，并逐步走向科学化、现代化，使中医药发展面临着前所未有的机遇和挑战，与之相适应，中医护理技能逐步发展、规范。

20 世纪 60 年代初，中医护理培训班在南京首次举办，并出版了第一部系统的中医护理学专著《中医护病学》，继而中医护理学的各种专著相继出版，这标志着中医护理学已经走向新的发展阶段，体现了中医护理理论与临床护理实践已达到一定的水平。

随着社会的进步，中医护理技能也逐渐发展完善，新的技术如电针、穴位注射、经络导平、抽气罐等相继出现。

1984 年，原卫生部编写了《中医护理常规技术操作规程》，对中医护理临床实践的应用进行了规范和要求。此后经过 3 次修订，2006 年国家中医药管理局将其作为中医护理行业标准正式颁布。随着中医护理专科的发展，中医护理临床实践的日益规范，需要对中医护理适宜技术的范围、操作流程、评价标准、注意事项等问题进行进一步修订和完善。

2011 年 3 月，中医护理成为护理学专业中的一个二级学科。

2014 年国家中医药管理局医政司委托中国中医科学院广安门医院等全国 10 家中医院起草编写新版《中医护理技术操作手册》，推动了中医护理技术的专业化、规范化发展。

随着中医药事业的发展和现代科学技术的进步，中医护理学将继承祖国传统医药学的遗产，吸取现代护理学的新理论、新知识和新技术，不断完善，更全面、系统、科学地发展，为人类的身心健康作出更大的贡献。

二、中医护理技能临床应用优势

中医护理技术是将中医传统疗法应用于护理工作中，常用的方法有针刺法、灸法、推拿疗法、拔罐法、刮痧法、熏洗法、保健操、穴位注射等等。这些技术使用器械简单、操作方便、适用范围广、见效快、费用低、易于普及，具有以下优势。

1. 简、便、廉、验

中医护理技术来源于民间，仪器设备简单易取或不需要借助设备，简便易行、方便使用、直观安全、成本低廉、创伤小、见效快，极大地满足了患者的需求，体现了以"安全、优质、高效、低耗、创新、发展"为一体的特有的护理模式。如颈椎病应用推拿疗法，风寒感冒用拔火罐法，风热感冒用刮痧法等，易学易行、价格低廉且效果显著，因此深受患者喜爱。

2. 应用时体现辨证施治优势

中医学具有整体观和辨证论治的特点，应用中医护理技能时同样如此，中医护理注重以人为本，强调天人相应，认为个体的差异是内在的和必然的，任何护理都必须因人、因时、因地制宜，从而做到护病求本，达到"以人为本"的目的。《灵枢·逆顺肥瘦》"年质壮大，血气充盈，肤革坚固，因加以邪，刺此者，深而留之""婴儿者，其肉脆，血少气弱，刺此者，以毫针，浅刺而疾发针，日再可也"说明体质强壮之人可深刺，而体质虚弱、婴幼儿则宜浅刺。

三、开设《中医护理技能》的必要性

临床需要知晓中医护理技能的护理人员。随着国务院办公厅发布的《中医药健康服务发展规划（2015—2020 年）》及国家卫生计生委和国家中医药管理局发布的《进一步深化优质护理、改善医院护理服务》的印发实施，中医药技术技能人才将迎来前所未有的需求空间和发展前景，但同时也与当前中医护理人才短缺，护理水平有待提高，存在着现实的矛盾。一位从事临床的中医护理专家表示："学生在学校花时间和精力去学习中医基础知识，但临床操作能力匮乏"。2013 年，国家中医药管理局（国中医药医政发〔2013〕42 号）要求中医医疗机构应广泛应用中医护理技术，中医医院（含中西医结合、民族医医院）每个科室至少开展 4 项以上中医护理技术，护理人员熟练掌握技术操作规程。要求确保系统接受中医药知识与技能培训的护理人员达到其相应岗位护理人员总数的 70% 以上；非中医院校毕业或非中医护理专业的护士在中医医疗机构工作 3 年内完成中医理论与技能培训累计时间不少于 100 学时。

各中医药院校的护理教育工作要与中医临床紧密结合，课程设置应符合中医医院的服务模式与专业特点，密切与中医医疗机构之间的合作与联系。以中医临床护理需求为导向、专业教育为主旨、人文关怀为根本、实践创新为引领，强化中医理论知识和技能的学习。

在这个伟大的时代，我们每一位中医药人既拥有广阔的发展空间，也承载着重大的历史使命。让我们更加紧密地团结在以习近平同志为核心的党中央周围，不忘初心、牢记使命，切实把老祖宗留给我们的宝贵财富继承好、发展好、利用好，努力开创中医药系统护理工作的新局面，为传承发展中医药事业、建设健康中国作出新的更大的贡献。

四、学习测验

学习测验客观题　　　学习测验主观题

第一章
针刺法

针刺法PPT课件

学习目标

识记：1. 能准确复述本章所介绍的各项技术定义。
2. 能正确概述各项技术的注意事项。
3. 能简述各项操作的常见不良反应与处理。
4. 能准确说出各项技术的操作流程。

理解：1. 能比较各项操作的适应证与禁忌证。
2. 能比较深度阅读中操作与本项操作的异同点。
3. 能概述各项技术的作用及发展史。

运用：能独自操作各项技术；能根据患者的病情选择合适的中医护理技术。

针刺法，又名针法、刺法，是在中医基本理论指导下，利用金属制成的针，刺激人体一定的穴位，激发经络之气，以疏通经络、行气活血、调和阴阳、调整脏腑机能，从而达到扶正祛邪、防治疾病的目的。临床上常用的针刺法有毫针刺法、皮肤针法、皮内针法、水针法、耳针法、三棱针法等，本章介绍几种护士可以遵医嘱操作的针刺方法。

第一节　穴位注射技术

预习案例

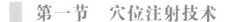

> 　　刘某，男，56 岁，长沙人。有 3 年多发性神经炎病史，近因病情加重前来诊治。主诉：肢体远端疼痛，手足不温，麻木不仁，蚁行感觉，肌肉轻度萎缩，口淡，因劳累加重，舌质黯淡瘀紫，苔薄白，脉沉涩。辨为血虚寒瘀证，中药给予当归四逆汤与黄芪桂枝五物汤合方加味，水煎服，每天 1 剂，每日分 3 次服。同时，给予维生素 B$_{12}$ 100 μg 穴位注射，每天 1 次。
>
> 思考
>
> 1. 穴位注射可以选用哪些穴位？
> 2. 穴位注射时要注意什么？

　　穴位注射疗法始创于 20 世纪 50 年代，很多医生在临床中尝试用注射器代替原来的毫针，很快，这种方法拓展到注射药液和穴位封闭等领域。

一、概述

（一）定义

　　穴位注射技术又称水针疗法，是将小剂量药物注入腧穴内，通过药物和穴位的双重作用，达到治疗疾病的一种方法。

　　常用药物：肌注药物均可供水针用。中药常用有当归、红花、复方当归、柴胡、鱼腥草、复方丹参和川芎注射液等；西药有维生素（B$_1$、B$_{12}$、C、K$_3$）注射液、25% 硫酸镁、0.25% ~2% 盐酸普鲁卡因、阿托品、利血平、安络血、麻黄素、风湿宁和骨宁注射液等。

（二）技术原理及常用腧穴

1. 技术原理

　　认为穴位注射有以下 2 个作用。

　　（1）穴位对药物有放大作用：即相同剂量的药物在穴位注射产生的药效要强于在皮下或肌内注射甚至静脉注射时所产生的药效；或者达到同样药效时，穴位注射所需的剂量要小。

　　（2）三重作用：①针刺和药物注入对局部刺激在进针数分钟及数小时内产生即时效应。②药物在穴位区进行生物化学作用可在治疗数小时至 1 天内出现慢效应。③穴位注射在前两个治疗效应基础上调动和恢复患者自身的调节功能而实现后作用。这三重作用使穴位注射疗效的有效期得到延长。穴位注射时药效的发生与持续，有经穴功能的参与和协调。在这个过程中，经穴和药物的亲和性、归经性、直达性、趋病性、速效性及延长性等特殊功能，在穴位注射治疗机理中起到了关键作用。

2. 常用腧穴

有研究者发现使用频率最高的主穴依次是足三里、曲池、肺俞和血海穴，配穴频率最高的是血海穴和大椎穴。一些位置较深的部位如环跳穴也有选用。

二、适应证与禁忌证

(一)适应证

适用于多种慢性疾病。主治病症集中于荨麻疹、痤疮、银屑病和鼻炎。另外，黄褐斑、面瘫、眩晕、呃逆、腹胀、尿潴留和疼痛等也可应用本法治疗。

(二)禁忌证

疲劳、饥饿和精神高度紧张者；皮肤有水肿、感染、溃疡、瘢痕或肿瘤的部位；有出血倾向者。孕妇的下腹部和腰骶部等。

三、操作流程与注意事项

(一)具体操作步骤及注意事项

穴位注射需要医嘱才可以执行，遵医嘱，按护理评估、计划、实施程序进行，具体见表1-1。

穴位注射操作流程视频

表1-1 穴位注射操作流程与注意事项

环节	步骤	具体内容	注意事项
核对医嘱	1	核对患者信息。	①需做过敏试验的药物必须先做皮试后再行穴位注射。不良反应大或刺激性强的药物不宜做穴位注射药物。 ②局部皮肤有感染、瘢痕、有出血倾向及高度水肿者不宜进行注射。 ③孕妇下腹部及腰骶部不宜进行注射。 ④遵医嘱配置药物剂量，注意配伍禁忌。
评估	1	主要症状、既往史、药物过敏史、是否妊娠。	
	2	注射部位局部皮肤情况。	
	3	对疼痛的耐受程度及合作程度。	
告知	1	注射部位出现疼痛、酸胀的感觉属于正常现象，如有不适及时告知护士。嘱患者排空二便。	
物品准备	1	无菌治疗盘、核对医嘱、一次性注射器（已抽好药物）、无菌棉签、皮肤消毒剂、污物碗。	

续表 1 - 1

环节	步骤	具体内容	注意事项
实施	2	备齐用物,携至床旁。再次核对患者信息,做好解释。	⑤严格执行"三查七对"及无菌操作规程。
	3	协助患者取舒适体位,暴露局部皮肤,注意保暖。	
	4	遵医嘱取穴,通过询问患者感受确定穴位的准确位置。	
	5	常规消毒皮肤。	
	6	再次核对医嘱,排气。	
	7	一手绷紧皮肤,另一手持注射器,对准穴位快速刺入皮下,然后用针刺手法将针身推至一定深度,上下提插至患者有酸胀等"得气"感应后,回抽无回血,即可将药物缓慢推入。	⑥注意针刺角度,观察有无回血。避开血管丰富部位,避免药液注入血管内,患者有触电感时针体往外退出少许后再进行注射。
	8	注射完毕拔针,用无菌棉签按压针孔片刻。	
	9	观察患者用药后症状改善情况,安置舒适体位。	⑦注射药物患者如出现不适症状时,应立即停止注射并观察病情变化。

(二)穴位注射流程

穴位注射流程见图 1 - 1。

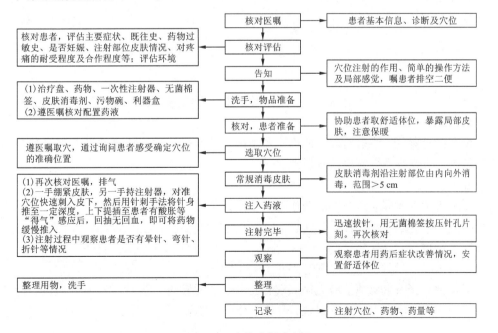

图 1 - 1 穴位注射流程图

四、常见不良反应与处理

穴位注射常见不良反应有晕针、滞针、注射器刺入血管、注射部位出血、药液注入血管等。

(一)晕针

1. 临床表现

患者突然出现精神疲倦，头晕目眩，面色苍白，恶心欲吐，胸闷心慌，汗出肢冷，脉细弱，严重者可见神志昏迷，四肢厥冷，唇甲青紫，血压下降，二便失禁，脉微欲绝。

2. 原因

多见于初次接受治疗的患者，可因精神紧张，体质虚弱，过度劳累、饥饿，或大汗、大泻、大失血后，或体位不适，或操作者手法过重，刺激量过大而引起。

3. 处理

立即停止注射，将针迅速取出。患者平卧，头部放低，松开衣带，注意保暖。清醒者给饮温开水或糖水，即可恢复。如发生晕厥，用指掐急救穴，如人中、素髎、内关、足三里穴，灸百会、关元、气海等穴；若仍不省人事，可配合其他急救措施。

4. 预防

对初次接受治疗者，要做好解释工作，解除恐惧、紧张心理；正确选取舒适持久的体位，尽量采用卧位，选穴宜少，手法要轻；对劳累、饥饿、大渴的患者，应嘱其休息、进食、饮水后再予针治；注射过程中，应随时注意观察患者的神色，询问其感觉，有头晕心慌时应停止操作或起针，让患者卧床休息。此外，应注意室内空气流通，消除过冷、过热等因素。

(二)滞针

1. 临床表现

进针后，患者感觉注射处疼痛，操作者感觉针下涩滞，捻转、提插、出针均感困难。

2. 原因

患者精神紧张，注射后局部肌肉强烈挛缩，或因行针时捻转角度过大过快和持续单向捻转等，而致肌纤维缠绕针身所致。

3. 处理

嘱患者消除紧张，使局部肌肉放松，操作者揉按穴位四周，或弹动针柄。如仍不能放松时，可在附近再刺一针，以宣散气血、缓解痉挛，将针起出。若因单向捻针而致者，需反向将针捻回。

4. 预防

对精神紧张及初诊者，应先做好解释工作，消除顾虑。进针时应避开肌腱，行针手法宜轻巧，捻转角度不宜过大过快，避免连续单向捻转。

（三）注射器与针头脱落

1. 临床表现

注射器与针头脱落，药液流出。

2. 原因

多由于注射器与针头接触不牢固，操作者疏于检查；或操作者持针方式不对，没有固定针头所致；或针刺时将针身全部刺入，行针时强力提插、捻转；或遇滞针未及时正确处理，并强力抽拔；或因外物碰压。

3. 处理

嘱患者不要惊慌，保持原有体位，以免残端向深层陷入。若针头露于皮肤之外，可用镊子或血管钳拔出。若断端与皮肤相平，可轻轻下压周围组织，使针体显露，再拔。

4. 预防

针前仔细检查针具，不符合要求者剔除不用；针身刺入不可过深，至少1/3留在外面；避免过猛过强的捻转、提插；注射时患者不能随意更换体位；发生滞针时应及时处理，不可强行硬拔。

（四）血肿

1. 临床表现

起针后，针刺部位肿胀疼痛，继而皮肤呈现青紫色。

2. 原因

针尖弯曲带钩，使皮肉受损，或刺伤血管所致。

3. 处理

若微量的皮下出血而出现小块青紫时，一般不必处理，可自行消退。若局部肿胀疼痛剧烈，青紫面积大而且影响活动功能时，可先作冷敷止血后，再做热敷，促使瘀血消散吸收。

4. 预防

仔细检查针具，熟悉人体解剖部位，针刺时避开血管；针刺手法不宜过重，切忌强力捣针，并嘱患者不可随便移动体位。出针时立即用消毒干棉球揉按压迫针孔。

五、深度阅读

与穴位注射类似的中医技术还有自血疗法。自血疗法又被称为臭氧自体血疗法。臭氧自体血疗法分为臭氧大自血疗法和臭氧小自血疗法。

自血疗法

（一）臭氧大自血疗法

臭氧大自血疗法是将患者自身的血液抽到一次性自体血血袋内。注入医用臭氧（150～200 mL，臭氧与血液的比例为1∶1），最后经专用一次性臭氧大自血输血器将血液回输体内。

（二）臭氧小自血疗法

臭氧小自血疗法是指从患者的静脉里抽取 5~10 mL 血液（不加抗凝剂或药物），随即直接注射到患者臀部的深层肌肉或腧穴内。

六、学习测验

学习测验客观题　　学习测验主观题

第二节　皮肤针技术

预习案例

> 　　张某，男，84 岁，退休干部。3 年前右肩胛骨下缘及右腋肋部出现带状疱疹后一直出现疼痛和瘙痒感，每晚起床 3~4 次在疼痛瘙痒处捶半小时左右才能入睡，多方求医服用中西药物及各种治疗都未有效，遂来就诊。检查：神清，右肩胛下缘及右腋肋部外观未见红肿，有抓痕，无皮损，苔薄白，脉细弦。治疗：在疼痛处用 75% 乙醇棉球常规消毒后用皮肤针在患侧疼痛处轻轻叩刺，皮肤呈微红，表皮略有隐血即可。每日一次。
>
> **思考**
> 1. 皮肤针可以选用哪些穴位？
> 2. 皮肤针在操作过程中注意事项有哪些？

皮肤针是由多支短针组成，用来叩刺人体一定部位或穴位的一种针具。皮肤针技术由古代的"半刺""扬刺""毛刺"等技术发展而来。《灵枢·官针》记载："半刺者，浅内而疾发针，无针伤肉，如拔毛状，以取皮气""扬刺者，正内一，傍内四而浮之，以治寒气之博大者也""毛刺者，刺浮痹皮肤也"。上述诸法同属浅刺皮肤的针刺方法。《素问·皮部论》说："凡十二经脉者，皮之部也。是故百病之始生也，必先于皮毛。"

一、概述

(一)定义

皮肤针技术属于丛针浅刺法，是运用皮肤针叩刺人体一定部位或穴位，刺激经络，调整脏腑气血，祛邪扶正，以达到防病治病目的的方法。

因叩刺后皮肤叩刺部位所泛起红晕的形状甚似梅花，故称之为"梅花针疗法"。它具有简便易学、疗效显著、经济实惠、安全可靠等特点，值得临床推广应用。

常用针具：皮肤针外形似小锤状，针柄长度为 15～19 cm，一端附有莲蓬状的针盘，下边散嵌着不锈钢短针。根据针的数目不同，分别称为梅花针(五支针)、七星针(七支针)、罗汉针(十八支针)。现代又发明出一种滚针筒，是由金属制成的筒状皮肤针，故有"滚刺"之称，滚刺操作方法与叩刺法基本相同，具有刺激面广，刺激量均匀，使用简便等优点。皮肤针的针尖应呈松针状，全束针类要平齐，防止偏斜、钩曲、锈蚀和缺损。检查针具时，可用脂棉轻沾针尖，如针尖有钩曲或有缺损，则棉絮易被带动。

(三)技术原理、叩刺强度、部位及疗程

1. 技术原理

皮肤针技术治病原理有以下 3 种。

(1)经络学说之皮部理论：以中医经络学说为依据，其核心就是经络学说中的"十二皮部"。"十二皮部"是脏腑所属的十二经脉在皮表的粗线条投影区，也是十二经脉在皮肤的分区，是十二经脉功能反映于体表的部位，也是十二经脉之气的散发所在，《素问·皮部论》说"欲知皮部以经脉为纪者，诸经皆然……凡十二经脉者，皮之部也。是故百病之始生也，必先于皮毛，邪中之则腠理开，开则入客于络脉，留而不去，传入于经，留而不去，传入于腑，廪于肠胃。邪之始入于皮毛……故皮者有分部，不与而生大病也。"说明百病之始生，必先于皮毛，而从皮部治之，此乃治病之要点。皮肤有局部和整体的调节作用，同时也具有保护机体和抗御外邪的作用。除此之外，皮肤针不仅可以调节经络气血，而且还可达到治病防病的作用。

(2)神经反射学说：人体中的一切器官和组织，是在中枢神经系统的控制和指挥之下，发挥其功能，并保持其完整统一性。神经中枢功能损害或紊乱时，便会引起其支配部位的病变，造成身体出现疾病。通过作用于神经中枢的治疗，从而引起中枢神经的神经反射作用。机体内外各种因子，刺激神经感受器产生兴奋现象，沿着神经纤维的传导，直至中枢，经过中枢的联系又沿着另外的传导路线，直达所影响的器官，这就是通过神经反射而达到治病的目的。因为通过针刺形成的"痛感反射弧"，可以使末梢和中枢神经系统产生兴奋或抑制的各种调节反应，进而影响体液内分泌、免疫等系统，产生一系列的相应反应，最终使人体产生局部或整体的良性调节效应，从而达到治病的目的。

(3)因理相关学说：刺激广大末梢神经网，能使许多神经元兴奋运动，交互反射，不论内外远近都能够被感应，以发挥各器官、各内脏的功能，增加血液中的酵素、肾上腺

素等，以抵抗各种疾病。疾病的产生，主要是由"先天不足""后天失调"，或两者同时存在，使神经衰弱整体不强，进而发生全身性或局部性病变。生理不强，可以影响病理，而在病理过程中，也可以影响生理，互相影响，造成恶性循环。这一病因观是符合整体观点的。适当的痛感刺激皮肤痛觉神经末梢，通过神经反射，以纠正体内异常的变化，使其平衡协调，从而达到治病的目的。

2. 叩刺强度

叩刺的强度分轻、中、重三种，可根据不同体质、部位或病症进行选择。

（1）轻刺激：用较轻的腕力叩刺，皮肤略有潮红。适用于头面部，小儿或年老体弱者，虚症或病程较长的慢性病患者。

（2）中刺激：用略重的腕力叩刺，局部皮肤明显潮红但不出血。适于治疗一般常见病。

（3）重刺激：腕力重，局部皮肤明显潮红并有微量出血。多用于背、肩、臀部等肌肉丰厚的部位，体壮者、局部压痛明显者。

3. 叩刺部位

（1）循经叩刺：循着经脉进行叩刺的一种方法。常用于项背腰骶部的督脉和足太阳膀胱经。督脉是阳脉之海，可以调节一身阳气；五脏六腑之背俞穴，皆分布于膀胱经，治疗相应脏腑经络疾病；也常用于四肢肘膝以下的三阴、三阳经，并对应相应穴位，可以用来治疗其相应的脏腑经络疾病。

（2）穴位叩刺：是在穴位上进行叩刺的一种方法。根据穴位的作用，选择合适的穴位进行叩刺，临床常用的有各种特定穴、华佗夹脊穴，阿是穴等。

（3）局部叩刺部位：是在患病处进行叩刺的一种方法。主要包括发病部位、压痛点、感觉异常区域以及阳性反应物（通过触摸所发现的皮下结节状、条索状物）等。

4. 叩刺疗程

每日或隔日1次，以10次为一疗程，疗程间隔3~5日。

二、适应证与禁忌证

（一）适应证

适用于临床多种病证，如眩晕、头痛、痛经、腰痛；斑秃、肌肤麻木、牛皮癣；失眠、多梦、弱智儿童等。

（二）禁忌证

（1）凡是外伤、难产、急腹症、急性出血、诊断未明的高热和急性传染病、严重器质性疾病、重度贫血及严重心脏病、癌症晚期以及叩刺后容易引起出血的疾病等都是皮肤针疗法的禁忌证。

（2）出现以下情况也应慎用：

1）咯血、呕血、衄血、尿血、便血和外伤性大出血疾病，应避免叩刺出血部位，以防叩刺后加重出血。

2）各种骨折，忌在患部叩刺，但可在患部附近用轻手法叩刺。

3）女性孕期应慎用，尤其有习惯性流产史的孕妇尤应镇用。

4）各种皮肤病、疖肿皮肤感染者，不宜在患部叩刺。

三、操作流程与注意事项

（一）操作前评估与准备

1. 评估

核对并了解患者主要症状、既往史、发病部位及过敏史等相关因素；了解患者年龄、体质、文化程度、心理状态、对疼痛的耐受程度以及合作意愿；评估环境是否宽敞、明亮、安静、整洁。

2. 准备

（1）患者准备：向患者解释操作目的、意义、方法、配合要点及注意事项；检查患者局部皮肤情况，并置于舒适体位，嘱患者排尽小便。

（2）护士准备：衣帽整洁、仪表端庄、修剪指甲、洗手、戴口罩。

（3）用物准备：治疗盘、皮肤针、皮肤消毒液、75％乙醇棉球、无菌棉签、弯盘、垃圾盒等。

（二）操作步骤及注意事项

操作步骤及注意事项见表1-2。

皮肤针操作流程视频

表1-2　皮肤针操作流程与注意事项

环节	步骤	具体内容	注意事项
核对医嘱	1	备齐用物，携至患者床旁。再次核对患者信息，做好解释。	①做好"三查七对"工作。
体位	1	协助患者解开衣物，取舒适体位，暴露叩刺部位。	②注意保暖。
消毒、选穴	1	进行皮肤消毒，根据病情选择适合的操作部位或经穴，确定叩刺方法。	

续表 1 - 2

环节	步骤	具体内容	注意事项
叩刺	1	根据皮肤针针柄的长短选用不同持针方法,针尖端对准叩刺部位,使用腕关节力量,将针尖垂直叩刺在皮肤上,叩刺后立即弹起,再如此连续反复叩刺,一般 70 ~ 90 次 / 分。根据患者年龄、体质、病情及叩刺部位的不同而选择不同刺激强度。在叩刺过程中注意观察患者情况。	③叩刺时动作用力要均匀,落针要稳、准,垂直而下,针尖叩刺皮肤后立即弹起,切忌慢、压、斜、挑等动作。 ④操作过程中,及时观察患者面色、神情等情况。
消毒	1	叩刺后用 75% 乙醇棉球消毒,预防感染。	⑤注意观察患者局部皮肤的清洁和消毒。
观察	1	操作后观察患者被叩刺部位的皮肤情况,如有无皮肤瘙痒等不适情况。	
整理床单、清理用物	1	再次核对,协助患者取舒适体位,整理床单,清理用物。洗手,记录。	

(三)皮肤针操作流程图

皮肤针操作流程见图 1 - 2。

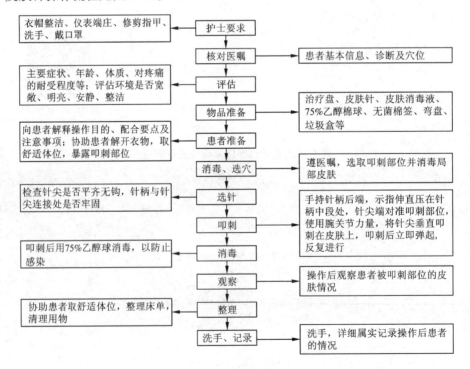

图 1 - 2　皮肤针操作流程图

四、常见不良反应与处理

（一）晕针

临床表现、原因和处理同穴位注射。

（二）血肿

同穴位注射。

五、深度阅读

梅花针，因其叩刺针头为五针聚集，形似五瓣梅花，故得名。梅花针叩刺是一种简便易行的中医外治法，其主要通过刺激经络、腧穴，以达到疏通经络、调和气血的作用。同时，联合其他药物或非药物疗法，可协同增效，被广泛应用于皮肤疾病，疗效显著。

六、学习测验

学习测验客观题　　　学习测验主观题

课程思政

皮肤针在针具及方法方面经过历代医家的改革创新不断完善，其疗效得到了越来越多的肯定和和支持。中医药学凝聚了深邃的哲学智慧和中华民族数千年的实践经验，其博大精深的文化渊源需要后世苦心专研，在继承的基础上不断创新发展振兴中华文化。

第三节　耳针

预习案例

李某，女，36岁，长沙人。入院诊断：肥胖症。遵医嘱给予耳针治疗。

思考

1. 耳针可以选用哪些穴位？

2. 耳针操作时注意事项有哪些？

《灵枢五邪》篇记载："邪在肝，则两胁中痛……取耳间青脉以去其掣。"唐代《千金要方》有取耳中穴治疗马黄、黄疸及疫毒等病。历代医学文献有以望、触耳郭诊断疾病，用针、灸、吸、按摩、耳道塞药、吹药等方法刺激耳郭以防治疾病的记载，并一直为很多医家所应用。

一、概述

(一)定义

耳针是指使用短毫针针刺或其他方法刺激耳穴，以达到预防和治疗疾病的一种方法。

常选用针具：毫针、皮内针、梅花针、其他针(三棱针、电针仪等)。

常选用压贴物：膏类(消炎解毒、活血止痛、香桂活血等橡皮膏药)、丸类(王不留行籽、药丸、绿豆、白芥子等)。

(二)发展史

《黄帝内经》首次提出耳针技术治疗疾病的原理。公元4世纪中道家许逊著《灵剑子引导子午记》，其中介绍了"营治城郭法"，即最早时期的耳部按摩。耳灸法则最早见于唐代《千金翼方》。清代张振鋆《厘正按摩要术》中首次记载了通过触知耳郭温度判定病变吉凶的方法，并绘制了历史上第一张耳体相关图及耳部按摩图，该图谱的问世表明我国古代就已经形成了一整套完整系统的理论基础，并不断充实和发展，沿用至今。

1958年12月，叶肖麟于《上海中医杂志》上摘译介绍了法国医学博士P. Nogier的耳穴图，指出耳穴的分布如倒置胎儿型。此举促进了耳穴在我国的迅速发展。1972年12月我国第一本耳针专著《耳针》问世，书中的耳针图收集了200多个耳穴，为我国第一张较完整的耳针图。1982 年 12 月在哈尔滨成立了"中国针灸学会全国耳针协作小组",这一全国性的学术组织。1987 年 6 月成立了全国耳穴研究会,我国提出的《耳穴国际标准化方案》(草案)在国际上获得通过和推行,使耳针学科日趋规范化。1992 年,发布中华人民共和国国家标准《耳穴名称与部位》,按 GB/T13734—92 国家标准,耳穴为 91 个。耳穴国家标准方案的颁布,是耳针技术发展的一个重要里程碑。迄今为止,耳针技术的应用已遍及内、外、妇、儿、五官、皮肤等各科疾病。

(三)技术原理

1.耳与经络的关系

早在 2000 多年前的《阴阳十一脉灸经》中就记载了与上肢、眼、颊、咽喉有关的"耳脉",《内经》时,不仅将"耳脉"发展成为手少阳三焦,而且将耳与经脉、经别、经筋的关系作了详细的阐述。手太阳、手足少阳、手阳明等经脉、经别都入耳中,足阳明、足太阳的经脉则分别上耳前、至耳上角。六阴经虽不直接入耳,但都通过经别与阳经相合而与耳相联系。因此,十二经脉都直接或间接上达于耳。奇经八脉中阴蹻、蹻脉并入耳后,阳维脉循头入耳。所以《灵枢·口问》说:"耳者,宗脉之所聚也。"

2.耳与脏腑的关系

据《内经》《难经》等书记载,耳与五脏均有生理功能上的联系。如《灵枢·脉度》说:"肾气通于耳,肾和则耳能闻五音矣。"《难经·四十难》说:"肺主声,令耳闻声。"《证治准绳》说:"肾为耳窍之主,心为耳窍之客。"《厘正按摩要术》进一步将耳郭分为心、肝、脾、肺、肾五部,认为"耳珠属肾,耳轮属脾,耳上轮属心,耳皮肉属肺,耳背玉楼属肝。"此外,耳与其病理改变也是相关的。《灵枢·口问》曰:"胃中虚则宗脉虚……耳鸣。"在临床上可通过观察耳郭形态和色泽的改变来判断脏腑的病理变化,诊断疾病。

(四)作用

耳针具有疏通经络、运行气血、调理脏腑等作用,常用于疼痛性疾病、功能紊乱和变态反应性疾病、神经系统疾病、内分泌代谢等疾病的治疗。

二、适应证与禁忌证

(一)适应证

1.各种原因导致的疼痛性疾病

如各种扭、挫伤等外伤性疼痛、术后伤口疼痛、神经性疼痛等。

2.炎症性疾病及传染病

如牙周炎、扁桃体炎、流感、腮腺炎、百日咳、急慢性结肠炎、细菌性痢疾、疟疾等。

3.内分泌代谢性疾病

甲状腺功能亢进或低下、糖尿病、肥胖症、围绝经期综合征等。

4.功能紊乱和变态反应性疾病

如眩晕症、高血压、心律不齐、神经衰弱、荨麻疹、哮喘、过敏性鼻炎、过敏性紫癜等。

5.其他

有催产、催乳、晕车、预防和治疗输液或输血反应等作用，同时还有美容、戒烟、戒毒、延缓衰老、防病保健等作用。

（二）禁忌证

对习惯性流产的孕妇应禁耳针；孕妇怀孕期间应慎用耳针，尤其不宜用内生殖器、盆腔、内分泌、肾等穴；患有严重器质性病变和伴有高度贫血者不宜针刺，对严重心脏病、高血压患者不宜行强刺激。

三、操作流程与注意事项

（一）操作前评估与准备

1.评估

核对并了解患者主要症状、既往史、发病部位及过敏史等相关因素；了解患者年龄、体质、文化程度、心理状态、对疼痛的耐受程度以及合作意愿；评估环境是否宽敞、明亮、安静、整洁。

2.准备

（1）患者准备：向患者解释操作目的、意义、方法、配合要点及注意事项；检查患者耳部皮肤情况，并置于舒适体位，嘱患者排尽小便。

（2）护士准备：衣帽整洁、仪表端庄、修剪指甲、洗手、戴口罩。

（3）用物准备：治疗盘、针盒或王不留行籽、皮肤消毒液、75%乙醇棉球、无菌棉签、弯盘、探针、胶布等。

（二）耳针操作流程与注意事项

耳针技术需要医嘱才可以执行，医嘱出来后，我们按护理评估、计划、实施程序进行，具体见表1-3。

耳针操作流程视频

表 1-3　耳针操作流程与注意事项

环节	步骤	具体内容	注意事项
核对医嘱	1	核对患者信息。	①做好"三查七对"工作。②严格执行无菌操作，预防感染。③年老体弱及高血压患者针刺前后注意休息。④遵医嘱配置药物剂量，注意配伍禁忌。⑤对扭伤或肢体活动障碍的患者进针后，当耳郭充血发热时，嘱患者适当按摩患部。⑥在进行耳针治疗或留针过程中，若患者感到有酸胀等"得气"感应后，密切观察有无晕针情况。
评估	1	主要症状、既往史、药物过敏史、是否妊娠。	
	2	耳部皮肤情况。	
	3	对疼痛的耐受程度及合作程度。	
告知	1	向患者解释操作目的、意义、方法、配合要点及注意事项，如有不适及时告知护士。嘱患者排空二便。	
物品准备	1	治疗盘、针盒或王不留行籽、皮肤消毒液、75%乙醇棉球、无菌棉签、弯盘、探针、胶布等。	
实施	1	洗手，戴口罩，备齐用物，携至床旁。再次核对患者信息，做好解释。	
	2	协助患者取舒适体位。	
	3	探查耳穴，方法有三种： （1）观察法：按疾病部位，在耳郭相应部位寻找到充血、变色、凹陷处，即为该穴。 （2）按压法：一手持患者耳轮后上方，暴露疾病在耳郭相应部位，另一只手用探针按压，耳穴压痛点最明显处即为耳针治疗点。 （3）电测定法：耳穴探测仪测定到的反应点，即为耳针穴位所在处。	
	4	严格消毒耳部，消毒范围依据耳郭大小。	
	5	操作方法： （1）毫针法：一手固定耳郭，另一手进针，深度以刺入软骨但不透过对侧皮肤为宜，留针15分钟，出针后用消毒棉球按压以防出血。 （2）埋针法：右手持镊子夹住皮内针柄，对准已消毒的耳穴刺入2/3针体，然后用胶布固定，每次埋线3~5穴，每日自行按压3次，留针3~5日，5次为一疗程。 （3）压丸法：将王不留行籽或药丸贴敷于耳穴上，用胶布固定，并给予适当按摩，每日自行按压3至5次，每次2分钟。	
	6	起针后用无菌棉签按压针孔片刻。	
	7	操作完成，再次核对医嘱。协助患者安置舒适体位，整理床单，清理用物。	
	8	洗手，记录。	

（三）耳针操作流程图

耳针操作流程见图 1-3。

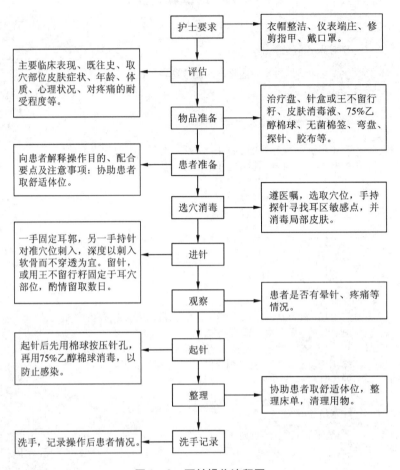

图1-3　耳针操作流程图

四、常见不良反应与处理

晕针：临床表现及处理同穴位注射。

五、深度阅读

耳穴深度阅读

六、学习测验

学习测验客观题 学习测验主观题

课程思政

耳朵作为人体必不可少的听觉器官，其穴位可以判断、预防、治疗周身疾病。小小的耳朵可以放大观察至全身，正所谓见微知著，要具备这样以小见大的能力，就必须在生活中加强学习，掌握科学的方法来观察分析事物的客观规律，才能够更好地解决问题和困难，有效的应对风险和挑战。

第四节 电针

预习案例

陈某，女，41岁，福建人。患者体重68 kg，身高163 cm，饮食量大，易饥易渴，喜冷饮，大便干，两日一行，小便黄，量少，舌质红，苔黄干，脉数有力。有家族肥胖史，除外其他疾病和药物作用。诊断：单纯性肥胖症(胃热炽盛型)。

思考 ━━━━━━━━━━━━━━━━━━━━━━━━━━━━

1. 电针疗法可以选用哪些穴位？
2. 电针疗法针刺时要注意什么？

电针疗法是一种穴位刺激治疗方法，是针灸学的一个重要分支，已成为针灸治疗的常规手段之一，已广泛应用于治疗、针灸、诊断、手法模拟、科研等方面。电针的起源和发展都与针具的演变有密切的关系。

一、概述

(一)定义

电针疗法是将毫针刺入腧穴得气后，在针具上通以接近人体生物电的微量电流，利用针和电两种刺激相结合，以防治疾病的一种方法。其优点是能代替人做较长时间的持续运针，节省人力，且能比较客观地控制刺激量。

课程思政

习近平向世界卫生组织赠送"针灸铜人"

　　2017年1月18日，国家主席习近平在日内瓦访问了世界卫生组织并会见陈冯富珍总干事。习近平和陈冯富珍共同出席中国向世界卫生组织赠送针灸铜人雕塑仪式，为针灸铜人揭幕。

　　习近平在致辞中指出，我们要继承好、发展好、利用好传统医学，用开放包容的心态促进传统医学和现代医学更好融合。中国期待世界卫生组织为推动传统医学振兴发展发挥更大作用，为促进人类健康、改善全球卫生治理作出更大贡献，实现人人享有健康的美好愿景。

（二）技术原理及常用腧穴

1.技术原理

　　（1）镇痛作用：针灸治疗有明确的止痛疗效，已被大量的临床事实所证实。各种疼痛疾患几乎都是针灸治疗的适应证，包括躯体性疼痛、内脏性疼痛、神经性疼痛乃至患肢痛等等。在所有有关针灸镇痛的临床和基础理论研究中，电针是使用最多的治疗手段之一。大量文献以无可辩驳的事实论证了电针的镇痛作用。近些年来，在电针镇痛的原理研究方面，也有重要的进展。电针信号在其传入的过程中，在脊髓、脑干、丘脑和边缘系统，均可与痛信号发生相互作用，抑制痛信号的传入，并能加强脑内从大脑皮质到脑干、脊髓的下行抑制系统如内源性吗啡样物质、5-羟色胺、去甲肾上腺素、多巴胺、乙酰胆碱等，以及下丘脑-垂体-肾上腺皮质系统等体液因素在电针镇痛中的作用，确认这些因素的确参与了电针镇痛过程。

　　（2）调整作用：针灸的调整作用是指针灸可以调整脏腑的功能，把失调的脏腑功能调整到正常状态。临床观察和实验研究结果证明，针灸具有"双向功能调整"作用。所谓双向功能调整作用，是指机体某系统器官或组织的功能状态，处于亢进或低下时，针灸能通过调整其兴奋或抑制水平，使之恢复到相对平衡状态，达到治疗的目的。如针灸某些穴位对人体或动物血压的影响，能使原血压偏高者降低，也可使原血压偏低者增高；针灸穴位能治疗腹泻，也能治疗便秘。针灸的这种双向调整作用，实际上是将系统、器官或组织的功能状态，向正常生理水平进行调节，使机体维持正常的功能，从病理状态恢复到生理状态，所以，这种作用又称为良性调整作用。在临床和实验研究对针灸的这种作用进行研究的工作中，有相当一部分工作是研究电针作用的。因此，电针有对机体进行调整的作用。

　　（3）防御、免疫作用：针灸临床实践经验和许多研究工作报道指出，针灸不但可治疗各种疼痛疾患，并对多种功能失调性疾病具有明确的疗效，而且还能治疗炎症性、传染性乃至某些器质性疾病。因此，针灸不但有镇痛作用、功能调整作用，而且还能调动和增强机体的防御、免疫功能，即针灸还有促进机体防御免疫的作用。电针的防卫、免疫作用主要表现为抗炎、退热和增强免疫功能等方面。

2. 常用腧穴

有足三里、阿是穴、听会、下关、阳白、曲池穴等，一些位置较深的部位如环跳穴也有选用。

二、适应证与禁忌证

（一）适应证

电针可调整人体生理功能，有止痛、镇静、促进气血循环、调整肌张力等作用。电针的适应证基本和毫针刺法相同，故其治疗范围较广。临床常用于各种痛证、痹证和心、胃、肠、胆、膀胱、子宫等器官的功能失调，以及肌肉、韧带、关节的损伤性疾病等，并可用于针刺麻醉。

（二）禁忌证

（1）对极度衰弱、病情危重的患者如恶性肿瘤晚期、败血症等难以耐受电针刺激者，不宜轻易使用电针。

（2）孕妇避免用电针刺激小腹和腰骶部穴位，以免发生流产。对有习惯性流产史的孕妇、妇女月经期、骨盆狭窄性难产者禁用电针。

（3）体内埋有按需式心脏起搏器的患者禁用。

（4）对于电针过于恐惧，既往有晕针史者，不可用电针。

（5）患有严重心脏病者，在应用电针时应严加注意，避免电流回路经过心脏，以防意外。

三、操作流程与注意事项

（一）具体操作步骤及注意事项

电针疗法需要医嘱才可以执行，医嘱出来后，我们按护理评估、计划、实施程序进行，具体见表 1-4。

电针疗法操作流程视频

表 1-4　电针疗法操作流程与注意事项

环节	步骤	具体内容	注意事项
核对医嘱	1	核对患者信息。	①孕妇避免用电针刺激小腹和腰骶部穴位，以免发生流产。②体内埋有按需式心脏起搏器的患者禁用。
评估	1	主要症状、既往史、药物过敏史、是否妊娠。	
	2	电针取穴部位局部皮肤情况。	
	3	对疼痛的耐受程度、心理状况及合作程度。	
告知	1	针刺部位会出现疼痛、酸胀的感觉属于正常现象，嘱患者如有不适及时告知护士。嘱患者排空二便。	

续表 1 - 4

环节	步骤	具体内容	注意事项
物品准备	1	电针仪、针盒、无菌棉签、镊子、治疗盘、干棉球、弯盘、皮肤消毒剂等。	③电针仪器在使用前须检查性能是否完好，如电流输出时断时续，须注意导线接触是否良好，应检查修理后再用。干电池使用一段时间后输出电流微弱，须更换新电池。
实施	1	备齐用物，携至床旁。再次核对患者信息，做好解释。	④严格执行"三查七对"及无菌操作规程。⑤电针刺激量较大，需要防止晕针，体质虚弱、精神紧张者，尤应注意电流不宜过大。
	2	协助患者取舒适体位，暴露局部皮肤，注意保暖。	
	3	遵医嘱取穴，通过询问患者感受确定穴位的准确位置。	
	4	常规消毒皮肤。	
	5	按施穴深浅和患者体质选择毫针，检查针柄有无松动、针尖有无弯曲带钩等情况。	
	6	根据所选毫针选择针刺部位和进针方法，正确进针，上下提插至患者有酸胀等"得气"感应。	⑥调节电流时，不可突然增强，以防止引起肌肉强烈收缩，造成弯针或折针。
	7	调输出电位至"0"位，接输出导线，分别连接在同侧肢体的两根针柄（身），接电源，选择波形，慢慢调整电位器由小到大，调节输出电流到所需量值（患者有麻感，局部肌肉有抽动），留针。	⑦在接近延髓、脊髓部位使用电针时，电流量宜小，切勿通电太强，以免发生意外。
	8	询问患者有无不适，导线有否脱落，观察患者有无晕针、弯针等不良反应。	⑧患者如出现不适症状时，应立即停止并观察病情变化。
	9	电位仪拨回至"0"位，关闭电源，拆除导线，将毫针慢慢提至皮下，迅速拔出，无菌干棉球按压针孔片刻。	
	10	观察患者电针针刺后症状改善情况，协助穿衣，安置舒适体位。清理用物，并洗手记录。	

（二）电针疗法操作流程图

电针疗法操作流程见图 1 - 4。

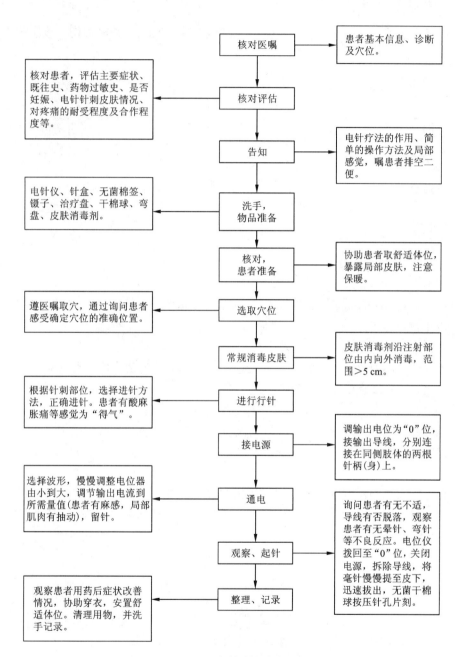

图 1-4 电针疗法流程图

四、常见不良反应与处理

电针疗法常见不良反应有晕针、滞针、血肿、弯针、断针、神经损伤、感觉异常等。

(一)晕针

同穴位注射。

(二)滞针

同穴位注射。

(三)血肿

同穴位注射。

(四)弯针

1.临床表现

毫针在体内,针柄改变了进针时刺入的方向和角度,提插捻转和出针时均感困难,患者感到针刺处疼痛。

2.原因

医者进针时用力过猛,或指力不均,或患者在治疗时变动体位,或因通电刺激过强导致肌肉收缩等,致使在穴位内的针体发生弯曲。

3.处理

出现弯针后应立即停止通电,取下电极。左手捏住针体,紧按皮肤上方处,右手将针柄向相反方向弯曲,待弯曲度减少时再捻动针柄,然后顺着弯曲的方向退出。

4.预防

医者进针时用力需刚柔相济,切忌用力过猛。通电时,患者应保持进针时的体位,不能随意变动。同时医者操作要精细轻巧,通电时要逐渐加大电流强度,不要太猛、过强,这是避免弯针的关键。

(五)断针

1.临床表现

毫针刺入通电一定时间,出针后发现毫针针身有断裂,毫针针身一部分没入皮肤内,有的针身露出部分于皮肤外,有的针身则全部没入皮肤之下。

2.原因

电针治疗中断针的原因主要是电针使用较长时间后,因绝缘受到破坏而造成脉冲输出波中混有直流电分量,使毫针因电解、溶蚀而变细、生锈、变脆以致发生断针。其他原因:由于针体缺损、肌肉痉挛,或患者改变体位造成断针。

3.处理

一旦发生断针,首先使患者保持原有体位,以防断针针体向肌肉深层移动。如皮肤外有断头者，可立即用镊子夹住断端拔出皮外；若断端埋在皮肤内，可用拇、示、中三指，捏住针孔周围，用力挤压向上，等针体露出，然后再用镊子夹出；若断端已完全陷入肌层者，应在 X 线片下定位，立即施行手术取出。

4. 预防

应检查是否有直流电成分混入，发现问题时应立即停止使用，进行修理。检修方法：将电针仪输出端的两根电线分别连在浸于生理盐水的两根毫针上，毫针下段浸入水约 2/3，两针相距 2～3 cm，并将电针仪的输出电流强度及频率开至最大，通电 4 小时左右，再观察盐水是否变为橙色，或有紫色沉淀物析出，观察毫针是否生锈、变细。

电针所使用的毫针应严格检查挑选，检查其针柄、针身必须完整光滑，针身、针柄之间是否有弯曲、生锈。若发现有生锈、发脆或折弯的针不能使用。毫针刺入皮肤时，不应将针体全部刺入体内，要留少部分于体外。治疗时，患者不能随意更换体位。针刺强度不能突然加大，要逐渐加大刺激量，防止刺激太猛太强，产生强烈的肌肉收缩以致发生电针异常情况。

在长时间电针治疗或做长时间针麻时，当针通电 1～2 小时以后，可将两根导线极性交换使用，交换通电时间应大致相仿，在交换前应将输出电量开关关掉，连接后重新开大，直到患者适应为止。

（六）神经损伤

1. 临床表现

毫针刺入时，患者感到有较强的触电感，被刺中神经的分布区可出现麻木，则损伤易加重。出针后，神经分布区可出现痛敏、麻木，严重者可导致相应肌肉萎缩。

2. 原因

医生不熟悉局部解剖知识，进针过快、过猛、过大，从而使穴位下神经受到损伤。

3. 处理

毫针刺中神经，一般不需特殊处理，该穴可暂停电针刺激，在麻木处可局部热敷，也可在该神经分布区内行单纯针刺治疗，用轻缓的补法，数日即可恢复。

4. 预防

医生应十分熟悉即将针刺的穴位局部解剖情况，进针时要避开神经，并缓慢地刺入，一旦感到触电感，应立即退针，改变方向刺入，不能再在原处加上通电，以免加重损伤。

（七）感觉异常

1. 临床表现

由于电针刺中血管，电针治疗后，患者有感觉刺激震颤等。

2. 原因

电针的异常感觉主要是因针刺损伤组织，刺及血管、肌腱，以及刺激部位反射到另一区域而引起的反射性症状。

3. 处理

在电针出现感觉异常，一般不需处理，拔针后有症状，可对症处理，一般在数日内即可自行消失。

4. 预防

熟悉穴位局部解剖情况，避免刺伤血管、肌腱等软组织。进针后一旦发生疼痛应立即停止进针，改变方向再刺；针刺刺中肌腱等，医者针下有空虚而坚硬涩滞的感觉也应退针重刺。通电时刺激强度不宜过大，时间不宜过长。

五、深度阅读

电针预处理体现了中医的"治未病"理念，也可归于现代医学的一级预防范畴。文献报道电针预处理可以明显改善卒中预后，其涉及的内在机制主要有以下 5 个方面：①减轻兴奋性氨基酸毒性；②调控缺血半暗带细胞凋亡相关基因和蛋白的表达；③抑制炎性级联反应；④调控小胶质细胞的活化；⑤保护受损的血-脑屏障。电针作为一种治疗卒中的有效手段，在临床上应用广泛，疗效显著。大量的文献报道了电针治疗 MCAO 大鼠的相关机制研究：促进血管生成，增加血氧供应；促进神经干细胞再生、增殖与分化；抑制炎性级联反应；促进神经营养因子的分泌；促进轴突生长与突触重塑等。虽然有关电针预处理的文献表明，在造模前给予电针预处理能显著改善 MCAO 大鼠的脑损伤，发挥良好的脑保护作用。然而在临床上，卒中高危人群几乎没有机会接受相关的电针预处理以降低卒中风险，预防卒中。大部分卒中患者均是在发病后开始接受电针治疗。在今后卒中的防治中，对卒中高危人群进行电针预处理可以作为一个新的思考角度。

六、学习测验

学习测验客观题　　学习测验主观题

第五节　三棱针技术

预习案例

严某，女，35岁，江西人。于2000年4月初因劳累后，突发右耳后疼痛，耳鸣伴有双眼干燥模糊，2天后晨起发现右侧面部僵硬，鼻唇沟变浅，口角㖞斜，不能皱眉、鼓腮、吹气，耳后及颧骨处压痛(+)，右眼闭合时有1 cm裂隙，右面颊存饭和口角漏水。生命体征：T 37.5℃，P 82次/分，BP 120/80 mmHg，在当地医院做针灸、理疗、药物等治疗，病情无好转，近来又出现面肌痉挛，紧张时抽动，每日5~10次，特从外地赶来刺血治疗。

思考

1. 三棱针针刺可以选用哪些穴位？

2. 三棱针针刺时要注意什么？

三棱针针刺(刺血疗法)的起源，可以追溯到旧石器时代，人们在艰苦的生产和生活劳动中，遇到身体某一部位偶然被尖石或荆棘刺伤出血，很痛苦，却意外地发现身体另外一个部位的病痛得到了减轻，久而久之，这种现象经过许多次重复体验，人们便发现，身体某些部位被刺破或碰破出血，可以减轻或消除身体另外一些部位的疼痛。到了新石器时代，便出现医疗专用的石刺工具砭石，据《说文解字》记载："砭，以石刺病也"。这便是刺血疗法的起源。

一、概述

(一)定义

三棱针疗法是以三棱针为工具按一定手法刺入人体特定部位达到防治疾病目的的一种方法。三棱针是针灸学领域里刺血疗法的主要工具。

(二)技术原理及常用腧穴

1.技术原理

认为三棱针技术有以下7个作用。

(1)促进血液循环：刺血疗法能快速地调整血液流速，通过病变局部静脉血液的流出，在血管中形成压力梯度，以重新调整人体各处的血管内容量和脏器的储血量，可通过适量的出血以降低血中的血细胞达到稀释血液黏度的目的，使微血管中的血液能正常运行。刺血疗法能很快地纠正体液循环障碍，因人体各处的体液循环都和血液循环密切相关，所以静脉回流受阻常引起组织液的蓄积。随着静脉压减小，毛细血管静脉端回流入血的液体也增加，故也能治疗水肿，如淋巴回流受阻形成的象皮肿，以及肝、肾、心脏功能障碍引起的腹水等。

（2）镇痛：三棱针放血疗法的镇痛机制，一方面是通过局部血液的流出，可直接使部分致痛物质随血液排出体外，恢复微环境正常的动态平衡，减少了致痛物质的生成和堆积。另一方面在改善局部血液循环障碍的同时，直接改变了神经末梢和神经纤维所处微环境中神经递质等生化物质的失衡，使疼痛冲动不能产生、传递和感知。

（3）促使病变细胞的修复、组织再生和修复：刺血疗法通过一定部位和定量的出血后，调整了局部毛细血管的流速、压力及容量，特别是调整了微血管中的生物活性物质，保证了细胞正常代谢的需要，促进了细胞损害的修复。临床上观察已经出现肌肉萎缩、功能障碍的肢体，通过刺血治疗，肌肉和功能可逐步恢复，能使各脏器的细胞变性引起的功能低下复转，如肝硬化转愈，肾功能恢复正常，对甲状腺功能的双向调节，使急性脑血管病引起的脑细胞损害减轻，使瘫痪的肢体恢复功能以及能使周围神经损伤引发的许多症状痊愈等。

（4）促使炎症恢复：刺血疗法能直接改善炎症初期的血管充血状况，减轻血管内压力，恢复管路的渗透压，使外渗的液体重新回到血循环中。随着炎症区血液的流出，可使内毒素、细胞毒性物质和过度分泌的炎症介质直接排出体外。随着血液循环障碍的恢复，机体内神经 - 血管 - 体液的自动调控系统将正常发挥作用，从而减轻血液循环障碍和炎症介质共同作用对机体组织的损伤。

（5）调控机体温度，有退热作用：刺血疗法通过浅静脉出血，改变了外周血液循环的流速和状态，帮助机体在发热高温持续期尽快将来自体内外的发热激活物、内生致热原和发热介质灭活，降解和排出，使体温调节中枢的调定点返回到正常水平，所以刺血疗法的退热作用是快速和明显的。

（6）抗过敏及止痒作用：机体在受到某些理化因素的刺激后，如寒冷、暑热、药物、食物、生物体聚合物、情绪波动、感染及昆虫叮蜇等，均可引起组胺的过量释放，可使局部组胺浓度短时间内迅速升高，如不能很快被酶分解，即对局部神经末梢产生刺激引起瘙痒感和血管舒张，在皮层时可见皮肤发红。三棱针刺血通过血液、组织液的流出，直接排出组胺、肽酯白三烯、内皮素等刺激神经感受器的生化物质。并通过神经 - 血管 - 体液的调整在改善血液循环的基础上，阻断了致敏原引起的反应过程，故在临床上对牛皮癣、神经性皮炎、药疹、瘀滞性皮炎、神经性水肿、荨麻疹、结节性痒疹等引起的瘙痒都有很好的疗效。

（7）延缓机体的老化和抗衰老作用：人体老化是一系列生理、病理过程综合作用的结果，其机制极为复杂。保持血液循环的正常运行，可延缓老化的出现，所以经常锻炼的人不易出现老化。而刺血疗法对改善血液循环障碍有直接的作用，对抗衰老亦有很好的临床效果。

2. 常用腧穴

有十宣穴、耳尖穴、上星、攒竹、印堂、曲泽、委中穴等。

二、适应证与禁忌证

(一)适应证

三棱针刺络放血具有通经活络、开窍泻热、调和气血和消肿止痛等作用,实证、热证、瘀血、疼痛等均可应用,可用于治疗内科、外科、妇科、儿科、皮肤科和五官科等多种病症。

1. 内科

头痛、面瘫、面痛、中风后遗症、坐骨神经痛、三叉神经痛、落枕、四肢麻木、发热、腮腺炎、感冒、咳嗽、哮喘、高血压、痛风、中暑、呕吐、泄泻、胃炎、郁证、肾绞痛、腹痛、遗尿等。

2. 外科

扭伤、痔疮、腱鞘囊肿、肩周炎、蛇虫咬伤、腰腿痛、软组织损伤、关节炎、筋膜炎、肌纤维组织炎、梨状肌损伤、跟骨骨刺等。

3. 妇科

乳腺炎、痛经、闭经、带下症、功能性子宫出血、会阴剧痛等。

4. 儿科

疳积、百日咳、夜啼、高热、急惊风、夜磨牙、蛲虫病、肺炎、乙脑等。

5. 皮肤科

带状疱疹、痤疮、湿疹、疔疮肿毒、银屑病、斑秃、丹毒、传染性软疣、荨麻疹、神经性皮炎、风疹、头癣、牛皮癣、单纯疱疹等。

6. 五官科

麦粒肿、急性结膜炎、急性扁桃体炎、喉痹、牙痛、咽喉肿痛、口疮、电光性眼炎、青光眼、牙周炎、中耳炎、缩舌等。

(二)禁忌证

(1)禀赋素虚、久病体弱及明显贫血、低血压者慎刺或禁刺。

(2)孕妇、产后、习惯性流产者禁刺。

(3)传染病患者和心、肝、肾功能损害者禁刺。

(4)大出血后或一切虚脱症者。

(5)凝血机制障碍的患者禁用。

(6)皮肤有感染、溃疡、重度下肢静脉曲张者,不要直接针刺患处局部,可在周围选穴针刺。血管瘤部位、不明原因的肿块部位禁刺。

三、操作流程与注意事项

(一)具体操作步骤及注意事项

三棱针技术操作步骤,具体见表1-5。

三棱针操作流程视频

表1-5 三棱针技术操作流程与注意事项

环节	步骤	具体内容	注意事项
核对医嘱	1	核对患者信息。	
评估	1	主要症状、既往史、药物过敏史。	①身体虚弱，气血两亏，常有自发性出血或损伤后出血不易止住的患者，不宜使用。
	2	三棱针针刺部位皮肤情况。	
	3	对疼痛的耐受程度、心理状况及合作程度。	
告知	1	针刺部位会出现疼痛，属于正常现象，如有不适及时告知护士。嘱患者排空二便。	
物品准备	1	三棱针、无菌棉签、治疗盘、弯盘、皮肤消毒剂等。	
实施	1	备齐用物，携至床旁。再次核对患者信息，做好解释。	②严格执行"三查七对"及无菌操作规程。③选择患者舒适、医者便于操作的施术体位。配穴治疗时，应尽量少变换体位。刺血治疗时，患者多采取坐姿，即使有些穴位要立式取血时，针刺后也要嘱患者坐下出血。对于体弱、精神紧张和易晕针的患者尽量取卧位治疗。
	2	协助患者取舒适体位，暴露局部皮肤，注意保暖。	
	3	遵医嘱取穴，通过询问患者感受确定穴位的准确位置。	
	4	常规消毒皮肤。	
	5	根据病情需要和操作部位选择不同型号的三棱针。针身应光滑、无锈蚀，针尖应锐利、无倒钩。	
	6	三棱针针刺方法： （1）点刺法：点刺前，可在被刺部位或其周围用推、揉、挤、捋等方法，使局部充血。点刺时，用一手固定被刺部位，另一手持针，露出针尖3~5 mm，对准所刺部位快速刺入并迅速出针，进出针时针体应保持在同一轴线上。点刺后可放出适量血液或黏液，也可辅以推挤方法增加出血量或出液量。 （2）刺络法：刺络前，可在被刺部位或其周围用推、揉、挤、捋等方法，四肢部位可在被刺部位的近心端以止血带结扎，使局部充血。刺络时，用一手固定被刺部位，另一手持针，露出针尖3~5 mm，对准所刺部位快速刺入后出针，放出适量血液，松开止血带。 （3）散刺法：用手固定被刺部位，另一手持针在施术部位点刺多点。 （4）挑刺法：用一手固定被刺部位，另一手持针以15°~30°刺入一定深度后，上挑针尖，挑破皮肤或皮下组织。	④点刺、散刺必须做到浅而快，切勿刺伤动脉，出血不宜过多，一般以数滴为宜。⑤三棱针点刺法、三棱针散刺法宜1~3日1次。三棱针刺络法治疗时，如出血量较多，可间隔1个星期、1个月治疗1次；出血量较少，可间隔2~3日1次。三棱针挑治法宜3~7日1次，3~5次为1个疗程，休息10~14日后，可进行下一疗程。
	7	三棱针刺血施术后，宜用无菌干棉球或棉签擦拭或按压。中等量或大量出血时，可用敞口器皿承接，所出血液应作无害化处理。	
	8	观察患者三棱针针刺后症状改善情况，协助穿衣，安置舒适体位。清理用物，并洗手记录。	⑥患者如出现不适症状时，应立即停止并观察病情变化。

（二）三棱针技术流程图

三棱针技术流程见图 1-5。

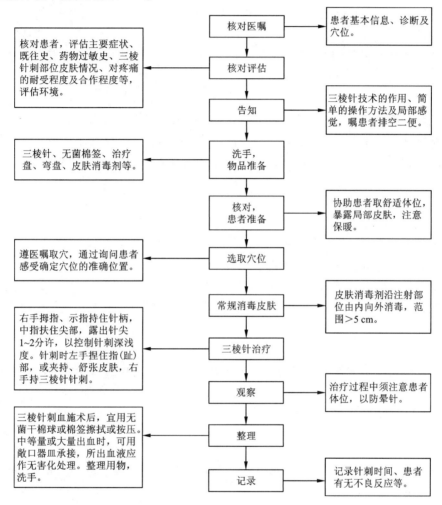

图 1-5 三棱针技术流程图

四、常见不良反应与处理

三棱针技术常见不良反应有晕针、血肿、出血过多、针口疼痛、针口感染等。

（一）晕针

同穴位注射。

（二）血肿

同穴位注射。

（三）出血过多

1. 表现

出针后皮肤呈青紫色；或者血射如线，血流不止。

2. 原因

三棱针针刺太深，针口太大或针刺到较大的浅表血管，造成皮下瘀血出血过多；或者针尖弯曲带钩时也容易发生出血过多。

3. 处理方法

三棱针多数是有出血的，少许出血是正常的现象。如果针口出现皮下瘀肿，一般不需要做特殊处理，身体可重新吸收。若针刺到较大的血管，出现流血过多，可用干棉签压迫针口 3 ~ 5 分钟即可止血。同时，治疗前应该仔细检查针具，熟悉解剖结构，注意避开大血管。

（四）针口疼痛

1. 表现

出针后三棱针点刺部位肿胀疼痛。

2. 原因

挑破了血管或痛觉神经纤维造成疼痛。这种疼痛的特点是痛的轻重与针刺用力的大小有关。

3. 处理方法

减慢针刺的频率和强度或改变三棱针点刺方向，必要时可注射少量普鲁卡因做局部麻醉来解决。

（五）针口感染

1. 表现

应用三棱针治疗后，伤口局部会出现红、肿、热、痛等不适症状，轻者一般没有全身症状，严重者可出现发热、怕冷、头痛、头晕、疲倦等感觉。

2. 原因

多由于术前消毒不严格，术后伤口保护不好所致。特别是与外界接触过多的部位，或天热汗出过多，浸渍伤口，最易引起感染发炎。

3. 处理方法

如皮肤感染化脓，清洁伤口后，外涂消炎膏或红药水即可。若因三棱针点刺后加拔火罐烧伤皮肤引起水泡，小的可刺破水泡排水，涂红药水；烫伤面积大者，则需要用消毒纱布保护好皮肤，以防感染。

五、深度阅读

关于三棱针操作的方法，粗略统计，大概有点刺法、散刺法、丛刺法、围刺法、密刺法、刺络法、刺血法、放血法、划刺法、割刺法、锥刺法、刺液法、挑刺法、挑治法、剔刺法、挑剥法等 10 多种，但在《三棱针技术操作规范》中仅有三棱针点刺法、三棱针刺络法、三棱针散刺法、三棱针挑治法的术语和定义及其操作规范，这是为什么呢？著名针灸学家王雪苔教授在《中国针灸荟萃》中写到：三棱针的针刺方法一般分为点刺法、散刺法、泻血法 3 种。程莘农院士在《中国针灸学》中写到：三棱针的操作方法有点刺法、散刺法和挑刺法 3 种。程老认为点刺法就是络刺，用三棱针刺络脉，放出少量血液以治疗疾病。程老还认为挑刺法要求出血（出血即可）。

用点刺法点刺时不一定出血，如用三棱针点刺四缝治疗小儿疳积时，点刺所出者就不一定是血，而多是淡黄色液体；应用挑治法时挑断组织的肌纤维即可，不一定要求出血。高等中医院校的各版教材如《针灸学》《刺法灸法学》等，均将三棱针的操作归纳为点刺法、散刺法、刺络法和挑刺法 4 种。石学敏院士的《针灸推拿学》中也将三棱针的操作总结为点刺法、刺络法、散刺法、挑刺法 4 种。所以在三棱针的操作上，成熟并且被大家认可的操作方法只有点刺法、刺络法、散刺法和挑刺法。据此，国家标准《针灸技术操作规范 第 4 部分：三棱针》只选择了这 4 种操作进行术语的定义并规范其操作。

在对"挑刺法"术语进行定义时专家组提出：三棱针"挑刺法"的关键在"挑"而不是"刺"，是通过"挑"的动作以挑断肌纤维或病变组织而达到治病的目的，而三棱针"刺"的关键是刺破皮肤以出恶血或坏液，"挑治法"比"挑刺法"更能体现三棱针的这一操作的特性，故在《三棱针技术操作规范》中将"挑刺法"改为"挑治法"。

六、学习测验

学习测验客观题   学习测验主观题

本章小结

针刺疗法是以中医理论为指导，运用针刺防治疾病的一种方法。针刺疗法作为我国古老的保健疗法，已有 2 000 多年运用经验，因其显著的疗效，已经在世界各地广为人们所接受。它对增强身体机能、疏通经络、调和阴阳、扶正祛邪、防病治病具有相当不错的医疗保健作用。

第二章

灸法

灸法PPT课件

学习目标

识记：1. 能准确复述本章所介绍的技术定义。
　　　2. 能正确概述各项技术的注意事项。
　　　3. 能简述各项操作常见的不良反应与处理。
　　　4. 能准确说出各项技术的操作流程。
理解：1. 能比较各项操作的适应证与禁忌证。
　　　2. 能理解深度阅读中介绍的内容。
　　　3. 能概述各项技术的作用及发展史。
运用：能独自操作各项技术；能根据患者的病情选择合适的
　　　中医技术。

灸法是中医学疾病外治法的一种特色疗法，是指运用艾绒或其他药物在选定的穴位或患病部位进行直接或间接的烧灼、熏烤、温熨，施以适当的温热刺激，借灸火的热力以及药物的作用，通过经络的传导，温通气血、扶正祛邪，从而达到防治疾病和养生保健的一种方法。灸法的方法有很多，如艾条灸、艾炷灸、温针灸、督灸、长蛇灸等等，且临床应用越来越广泛，方法越来越多。

课程思政

习近平对抗击新冠肺炎工作作出重要指示

灸法在我国已有两千多年的应用历史，是一种古老而又有现代魅力的养生保健方法。党的十八大以来，习近平总书记高度重视中医药学的发展和运用，强调要"坚持中西医并重，传承发展中医药事业"。2020 年 2 月 23 日，习近平在"统筹推进新冠肺炎疫情防控和经济社会发展工作部署会议上的讲话"中指示在防控新冠肺炎的严峻斗争中要坚持中西医并重、坚持中西医结合治疗。第五批全国名老中医、中国中医科学院博士研究生导师吴中朝教授指出，艾灸足三里等穴位可能对预防新冠肺炎有积极作用，充分发挥中医药在新冠肺炎治疗中的独特作用。

第一节 悬灸技术

预习案例

　　张某，男，42 岁，卡车司机。反复腰及右下肢痛、麻 6 年，加重 10 天来院就诊。体检检查：T 36.6℃，P 66 次/分，R 18 次/分，Bp 107/60 mmHg。腰椎生理弧度变直，L4～L5 棘间及右侧棘突旁压痛，下肢直腿抬高试验左 60°、右 70°。CT 结果回报：L4～L5 腰椎间盘突出。舌质暗，苔薄白，脉弦。诊断为腰腿痛(气滞血瘀型)。遵医嘱给予悬灸等综合治理，以行气活血，通络止痛。

　　思考

1.试述该患者悬灸应选用哪些穴位？

2.简述悬灸的常用施灸方法及注意事项。

　　悬灸为艾灸中的一种，是古代治疗疾病常用疗法之一。因其温热舒适、无痛苦，具有温通经脉、行气散寒、调理气血等功用，在临床应用较为广泛。

一、概述

(一)定义

　　悬灸是用点燃的艾条或其他灸条悬于选定的穴位或病痛部位之上，通过艾或药物的温热和药力作用刺激穴位或病痛部位，达到温经散寒、扶阳固脱、消瘀散结、防治疾病的一种操作方法。

(二)发展史

　　灸法在我国至少有2300年以上的应用历史，是一种古老而又有现代魅力的养生保健方法。唐朝《备急千金要方》中说"此灸讫，令人阳气康盛"，表明灸可起到保健增寿的效果；《外台秘要》中说"凡人年三十以上，若不灸三里，令人气上眼暗"，也说明灸三里穴可以预防眼老化。另有考证，公元514年，我国针灸学首先传到朝鲜；公元550年，灸法又由朝鲜传入日本。在古代日本，民间灸法一直被认为具有预防保健、延年益寿的作用。

　　根据操作方法不同，悬灸分为回旋灸、温和灸、雀啄灸和往返灸。

（三）作用

1. 温经散寒

悬灸利用药物的温热作用于腧穴部位，可温通经脉，促进气血运行。

2. 行气通络

悬灸一定的穴位可以调和气血、疏通经络。

3. 扶阳固脱

悬灸使用的艾能扶阳固脱、固阳救逆。

4. 祛寒、祛湿、解痉、止痛

悬灸可以直接将留存于脏腑中的寒气排出体外。

（四）常用腧穴

在保健灸的选穴上，悬灸神阙、气海、关元、足三里和膏肓等穴最为常用。

二、适应证与禁忌证

（一）适应证

1. 各种寒湿所致的疼痛

如急性腹痛吐泻、腰背酸痛、四肢凉痛、月经寒痛等。

2. 各种慢性虚寒型疾病

如中气不足所致的虚脱、胃脘痛、四肢不温等症状。

（二）禁忌证

中风闭证、阴虚阳亢、热毒炽盛、中暑高热等实热证；咯血、吐血等出血性疾病；孕妇的腹部和腰骶部不宜施灸。

三、操作流程与注意事项

（一）具体操作步骤及注意事项

详见表 2-1。

悬灸操作视频

表 2 – 1　悬灸操作流程与注意事项

环节	步骤	具体内容	注意事项
核对医嘱	1	患者基本信息。	
评估	1	病室环境、温度	①有咯血、出血等疾病或出血倾向者不宜施灸。②大血管处、孕妇的腹部和腰骶部、皮肤感染、溃疡、瘢痕处不宜施灸。③空腹或餐后1小时左右不宜施灸
	2	主要症状、既往史及是否妊娠	
	3	有无出血病史或出血倾向、哮喘病史或艾绒过敏史	
	4	对热和气味的耐受程度	
	5	施灸部位皮肤情况	
告知	1	悬灸技术的作用及简单的操作方法；嘱患者施灸过程中若出现头昏、眼花、恶心、颜面苍白、心慌出汗等不适现象，应立即告知护士；个别患者艾灸部位在治疗过程中可能出现水泡；嘱患者灸后注意保暖，饮食宜清淡	
物品准备	1	艾条、治疗盘、打火机、酒精灯、弯盘、广口瓶、纱布、计时器，必要时备浴巾及屏风	
实施	1	再次核对医嘱，评估患者，做好解释	④施灸时注意保护患者隐私及保暖。⑤施灸顺序一般为自上而下，先头身，后四肢。⑥施灸时防止艾灰脱落烧伤皮肤或衣物。⑦注意观察皮肤情况，对糖尿病、肢体麻木和感觉迟钝患者，尤应注意防止烧伤。⑧如局部出现小水泡，无需处理，可自行吸收；水泡较大时，可用无菌注射器抽吸泡液，再用无菌纱布覆盖
	2	备齐用物，携至床旁	
	3	协助患者取合理、舒适体位	
	4	遵医嘱确定施灸部位，充分暴露施灸部位	
	5	点燃艾条，进行施灸	
	6	常用施灸方法：(1)温和灸：将点燃的艾条对准施灸部位，距离皮肤2~3 cm，使患者局部有温热感为宜，每处灸10~15分钟，至皮肤出现红晕为度。(2)雀啄灸：将点燃的艾条对准施灸部位，距离皮肤2~3 cm，一上一下进行施灸，如此反复，每处灸10~15分钟，至皮肤出现红晕为度。(3)回旋灸：将点燃的艾条悬于施灸部位上方约2 cm处，反复旋转移动范围约3 cm，每处灸10~15分钟，至皮肤出现红晕为度	
	7	及时将艾灰弹入弯盘，防止灼伤皮肤	
	8	施灸过程中，随时询问患者有无不适，观察患者皮肤情况，如有艾灰，用纱布及时清洁	
	9	施灸结束，立即将艾条插入广口瓶，熄灭艾火	
	10	施灸结束，协助患者穿衣，取舒适卧位	
	11	酌情开窗通风，注意保暖，避免吹对流风	

(二)悬灸操作流程图

悬灸操作流程见图 2 – 1。

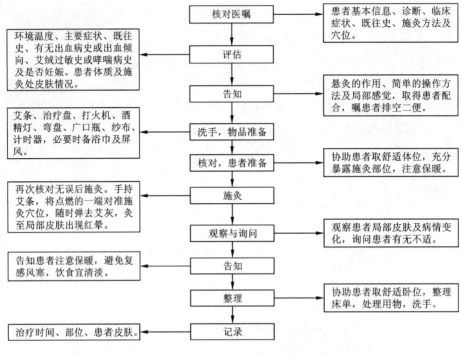

图 2 – 1 悬灸操作流程图

四、常见不良反应与处理

1. 全身反应

因个体体质和症状差异，部分受灸者可出现发热、疲倦、口干和全身不适等反应。一般不需要特殊处理，可自行缓解。若出现恶心、头晕、面色苍白等晕灸症状，应立即熄灭艾火，停止施灸，嘱受灸者仰卧，头放低。对症状不缓解者，可遵医嘱刺人中、少商、合谷和足三里穴，或饮温茶。

2. 局部反应

局部出现小水泡，一般无需处理，可自行吸收；水泡较大时，可用无菌注射器抽吸泡液，用无菌纱布覆盖。

五、深度阅读

艾条灸又称艾卷灸，灸法之一，是将艾条点燃后置于腧穴或病变部位施灸的一种方法。艾条灸一般分为悬灸和实按灸两大类。悬灸是将艾条点燃悬于施灸部位之上施灸，而实按灸则是在艾线内加进药物，再用纸卷成条状艾卷，通过悬灸的方法刺激相关穴位，名为"雷火神针"和"太乙神针"。

1. 太乙针灸

太乙针灸又称太乙神针，是利用点燃的含药艾条，隔布按压于腧穴或特定部位来治疗疾病的一种方法，其操作简便、创伤性小，主治感冒、咳嗽、头痛、风寒湿痹症、周围性面神经麻痹等。

2.雷火神针灸

雷火神针灸有"雷火针""火雷针""神圣针""麝火针""射火"等别名,是一种特殊的灸法,通过将点燃的艾条直接隔若干层布按压在患处施灸,对疼痛、阴证有良好疗效。明中期嘉靖年间的《神农皇帝真传针灸图》中有"火雷针"的首次文献记载。

悬灸深度阅读

六、学习测验

学习测验客观题　　学习测验主观题

第二节　艾炷灸技术

预习案例

> 李某,女,41 岁,干部。2 个月前因车祸致骶骨粉碎性骨折,经剖腹探查大肠出血,外伤后大便失禁,小便癃闭。曾电针治疗膀胱功能恢复效果不佳。查患者神志清楚,双下肢感觉存在,臀部、会阴、肛门部感觉迟钝,小腹隆起,膀胱无充盈感,伴闭经 3 个月,脉沉细无力。证属外伤而致气血亏虚,肾气虚、膀胱气化无力所致。予艾炷隔姜灸,取穴关元、中极、曲骨、三阴交、足三里。治疗 5 次后拔出导尿管,患者自主排尿,10 次后小便通畅。
>
> **思考**
> 1.隔姜灸的施灸方法?
> 2.隔姜灸的适应证有哪些?

艾炷灸是文献记载中最常用的灸法。李时珍在《本草纲目》中对艾炷灸在防病治病方面给予了高度评价:"灸之则透诸经,而治百种病邪,起沉疴之人为康泰,其功亦大矣"。

一、概述

(一)定义

艾炷灸是将艾绒捏紧成规格大小适宜的圆锥形艾炷,再点燃施灸的方法。每燃烧一个艾炷称为一壮。

艾炷灸可分直接灸和隔物灸。将艾炷直接放在穴位皮肤上施灸的方法称为直接灸，其中施灸时将皮肤烧伤化脓且愈后留有瘢痕者称为瘢痕灸；而不使皮肤烧伤化脓且不留瘢痕者则称为无瘢痕灸。将艾炷和穴位皮肤间利用药物等材料间隔开，借间隔物的药力和艾炷的特性发挥协同作用，达到治疗目的的一种施灸方法称为间接灸，又称隔物灸、间隔灸。

（二）发展史

艾炷灸最早见于《黄帝内经》，《素问·骨空论》"灸寒热之法，先灸项大椎，以年为壮数；次灸橛骨，以年为壮数"。最早提出"灸之壮数"的概念。艾炷灸是文献记载中最常用的灸法，具有温阳散寒，通行气血等作用。治疗疾病众多，寒、热、虚、实均可治疗，其中以虚寒性疾病居多。

（三）作用

1. 温经散寒、活血逐痹。
2. 补虚助阳、扶正祛邪。现代研究证实艾炷灸足三里、关元、悬钟等穴具有清除自由基、提高免疫力、延缓衰老、调节血压和血脂等作用。

二、适应证与禁忌证

（一）适应证

同悬灸。

（二）禁忌证

大血管处、孕妇的腹部和腰骶部、有出血倾向者不宜施灸。

三、操作流程与注意事项

（一）具体操作步骤及注意事项

我们按护理评估、计划、实施程度进行，具体操作流程及注意事项详见表2-2。

艾炷灸操作视频

表 2 - 2　艾炷灸操作流程与注意事项

环节	步骤	具体内容	注意事项
核对医嘱	1	核对患者基本信息	
评估	1	病室环境、温度。	①有出血性疾病或出血倾向者不宜施灸。
	2	主要症状、既往史及是否妊娠。	②大血管处、孕妇的腹部和腰骶部不宜施灸。
	3	有无出血病史或出血倾向、哮喘病史或艾绒过敏史。	
	4	施灸部位皮肤情况。	
告知	1	艾炷灸技术的作用及简单的操作方法。	
	2	嘱患者施灸过程中出现出现头昏、眼花、恶心、颜面苍白、心慌出汗等不适现象,应立即告知护士。	
	3	施灸后如出现轻微咽喉干燥、大便秘结、失眠等现象,无需特殊处理。	
	4	个别患者艾灸后局部皮肤可能出现小水泡,无需处理,可自行吸收。如水泡较大应遵医嘱处理。	
	5	嘱患者灸后注意保暖,饮食清淡。	
物品准备	1	艾炷、治疗盘、凡士林(或间隔物)、打火机、镊子、弯盘、纱布,必要时备浴巾及屏风。	
实施	1	再次核对医嘱,评估患者,嘱患者排空二便,做好解释。	
	2	备齐用物,携至床旁。	
	3	协助患者取合理、舒适体位。	
	4	遵医嘱确定施灸部位,充分暴露施灸部位。	③施灸是注意保护患者隐私及保暖。
	5	点燃艾炷,进行施灸。	④施灸顺序一般为自上而下,先头身,后四肢。

环节	步骤	具体内容	注意事项
实施	6	常用施灸方法： (1)瘢痕灸：先将施灸部位涂上少量凡士林，上置艾炷，点燃，待艾炷燃尽，除去灰烬，复加艾炷再灸，一般灸5～10壮。 (2)无瘢痕灸：先将施灸部位涂上少量凡士林，上置艾炷，点燃，当艾炷燃至一半左右，受灸者感到灼热时取掉，更换艾炷再灸，一般灸3～7壮。以灸至局部皮肤红晕，无明显灼伤为度。 (3)隔姜灸：将直径2～3 cm、厚度0.2～0.3 cm的姜片，针刺若干小孔后放置于施灸部位，将艾炷放置在姜片上，从顶端点燃艾炷，待燃尽时接续一个艾炷，一般灸5～10壮。 (4)隔蒜灸：用厚0.2～0.3 cm蒜片，在其上针刺若干小孔，将艾炷放置在蒜片上，从顶端点燃艾炷，待燃尽时接续一个艾炷，一般灸5～7壮。 (5)隔盐灸：用于神阙穴灸，用干燥的食盐填平肚脐，上放置艾炷，待燃尽时接续一个艾炷，一般灸3～9壮。 (6)隔附子饼灸：用底面直径约2 cm、厚0.2～0.5 cm的附子饼，针刺小孔若干，将艾炷放置在药饼上，从顶端点燃艾炷，待燃尽时接续一个艾炷，一般灸5～7壮。	⑤施灸以食后1 h为宜。 ⑥施灸时疼痛剧烈，术者可轻轻拍打施灸部位，以缓解疼痛；灸后起水疱，化脓并留瘢痕，故又名化脓灸。 ⑦每次取穴不宜太多，一般3～7穴即可；昏迷、肌肉麻痹及小儿施灸时注意避免烫伤皮肤。 ⑧姜片厚薄适宜，姜片上针刺小孔利于传热；施灸时换炷不换姜片。 ⑨蒜片以大瓣者为宜，独头蒜更佳；施灸时换炷不换蒜片。 ⑩食盐不可过热，避免烫伤；施灸时换炷不换盐。
	7	施灸过程中，随时询问患者有无不适。	⑪施灸过程中注意观察有无头昏、眼花、恶心、颜面苍白、心慌出汗等不适
	8	观察皮肤情况，如有艾灰，用纱布清洁局部皮肤。	⑫防止艾灰脱落烧伤皮肤或衣物；糖尿病、肢体感觉障碍患者需谨慎控制施灸度，防止烧伤；局部出现小水泡，无需处理，可自行吸收；水泡较大时，可用无菌注射器抽吸泡液，再用无菌纱布覆盖。
	9	施灸结束，协助患者穿衣，取舒适卧位。	
	10	开窗通风，注意保暖，避免对流风。	

（三）艾炷灸流程图

艾炷灸流程见图2-2。

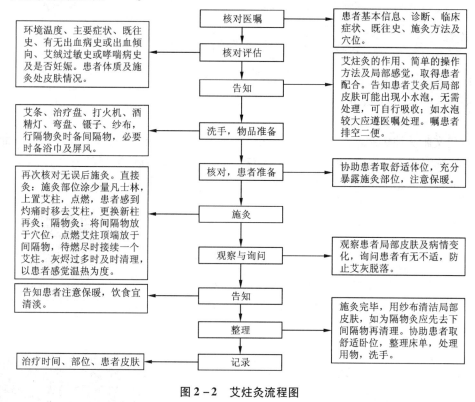

图2-2 艾炷灸流程图

四、常见病艾炷方法

1. 瘢痕灸

适用于哮喘、肺痨、胃脘痛、癫痫、阳痿、脉管炎、痹症、月经不调、痛经等慢性疾病。

2. 无瘢痕灸

适用于各种虚症，如眩晕、脱肛、胃下垂、子宫脱垂等，也可用于不愿接受瘢痕灸的受灸者。

3. 隔姜灸

适用于一切虚性、寒性病症，如呕吐、腹泻、腹痛、痛经、不育、肢体麻木酸痛、痿软无力等。

4. 隔蒜灸

常用于肺痨、乳痈、疔疖、带状疱疹、风疹等病症。

5. 隔盐灸

常用于治疗虚寒证，如腹泻、子宫脱垂、脱肛、胃下垂、产后尿潴留、阳痿、不育等。

6. 隔附子饼灸

多用于治疗寒证、虚证、痛证和阳气暴脱等病症，如老年人排尿不尽、小儿遗尿、阳痿、早泄、疮痈久不收口等。

五、常见不良反应与处理

1. 全身反应
同悬灸。

2. 局部反应
同悬灸。

六、深度阅读

古代文献艾炷灸法治疗腰痹壮数：艾炷灸施灸壮数的具体控制选用应注意三方面因素：一是按序施灸与报灸（重复多次施灸）控制壮数；二是通过灸症的有无控制艾炷壮数；三是通过艾炷大小来控制艾炷壮数。

艾炷灸深度阅读

七、学习测验

学习测验客观题　　　学习测验主观题

第三节　天灸法

预习案例

何某，女，45岁。经常感冒，反复不愈伴加重2天就诊。主诉：发热无汗，咳嗽咳痰无力，身体倦怠，舌淡苔白，脉浮无力。辨为体虚感冒证，中药给予参苏饮合玉屏风散加减，水煎服，每日1剂，每日分2次温服。同时，给予天灸疗法，每周1次。

思考

1. 天灸法可以选用哪些穴位？

2. 操作后需要告知患者哪些注意事项？

一、概述

（一）定义

天灸法又称自灸、敷灸、药物灸、发泡灸，是采用对皮肤有刺激性的药物敷贴于穴位或患处，使局部皮肤自然充血、潮红或起泡的治疗方法。该方法不用艾火但局部皮肤有类似艾灸的反应，其作用也非常相似。天灸既具有穴位刺激的作用，又可通过特定药物在特定部位的吸收，发挥明显的药理作用。所用药物多是单味中药，也可用复方，常用的药物有白芥子、细辛、天南星、蒜泥等数十种。

（二）发展史

1. 天灸疗法源远流长，最早记载可追溯到《五十二病方》："蚖……以蓟印其颠"。指用芥子泥敷百会穴使局部红赤治疗蚖蛇咬伤的方法。

2.《神农本草经》记载："斑蝥，主恶疮，以其末和醋，涂布于痈疽上，少顷发泡脓出，旋即揭出。"

3. 天灸一词最早见于南北朝，《潜居录》："八月朔，以碗盛取树叶露，研辰砂，以牙筋染点身上，百病俱消，谓之天灸。"

4. 清代外治名医吴师机《理瀹骈文》对天灸疗法作了精辟的论述："外治之理，即内治之理；外治之药，亦即内治之药；所异者法耳""膏中用药味，必得通经走络，开窍透骨，拔病外出之品为引""须知外治者，气血流通即是补，不药补亦可。"

（三）技术原理及常用腧穴

天灸疗法借助药物对穴位的刺激，使局部皮肤发红充血，甚至起泡，可以温经散寒，疏通经络，活血通脉，调节脏腑功能，既可改善临床症状，又可提高机体免疫力。常用的方法有：

1. 白芥子灸

将白芥子适量研成细末，用温水或其他温性介质调和成糊状，敷贴于腧穴或患处。敷贴1~3小时，以局部皮肤灼热疼痛为度。一般用于治疗咳嗽、关节痹痛、口眼㖞斜等病证。

2. 细辛灸

取细辛适量研为细末，加醋少许调和成糊状，敷于穴位上。敷贴1~3小时，以局部皮肤灼热疼痛为度。如敷涌泉或神阙穴治小儿口腔炎等。

3. 天南星灸

取天南星适量研为细末，用生姜汁调和成糊状，敷于穴位上。敷贴1~3小时，以局部皮肤灼热疼痛为度。如敷于颊车、颧髎穴治疗面神经麻痹等。

4. 蒜泥灸

将大蒜捣烂如泥，取3~5 g贴敷于穴位上，每次敷贴1~3小时，以局部皮肤灼热疼痛为度。如敷涌泉穴治疗咯血、衄血，敷合谷穴治疗扁桃体炎，敷鱼际穴治疗喉痹等。

二、适应证与禁忌证

(一)适应证

适用于内、外、妇、儿各科疾病:

1. 呼吸疾病

虚人感冒、过敏性鼻炎、慢性支气管炎、哮喘等。

2. 胃肠疾病

胃肠功能紊乱、慢性胆囊炎等。

3. 骨科疾病

骨关节炎、颈腰椎病、软组织劳损等。

4. 外周神经病

三叉神经痛、面神经炎等。

5. 皮肤病

牛皮癣、神经性皮炎、寻常疣等。

6. 妇科疾病

月经不调、痛经等。

7. 儿科疾病

遗尿、厌食等。

(二)禁忌证

(1)合并严重心脑血管、肝、肾及造血系统等疾病者。

(2)孕妇、发热者。

(3)皮肤对药物特别敏感者。

三、操作流程与注意事项

(一)具体操作步骤及注意事项

以白芥子灸为例,按护理评估、计划、实施程序进行,具体见表2-3。

天灸法操作流程视频

表 2-3 天灸操作流程与注意事项(以白芥子灸为例)

环节	步骤	具体内容	注意事项
核对医嘱	1	核对患者信息。	①贴药当日戒酒、辛辣、海鲜、蘑菇、牛肉、芋头等易致化脓食物,并避免进食生冷食品及进行冷水浴。②贴药后局部皮肤红肿、瘙痒、水泡,避免搔抓破损。水泡溃破者保护创面,防止感染。③贴药时背部皮肤应干燥,贴药后不宜剧烈活动,以免出汗致药膏脱落。④贴药时间长短与药物性质有关,要根据药物情况确定时间。一般,14岁以下儿童贴药时间不宜超过45分钟,年龄越小则贴药时间相应缩短,但不少于20分钟。以贴药处皮肤潮红或自觉背部瘙痒、灼热、刺痛,随即移去膏药。老年人贴药时间可适当延长,但不宜超过2小时。
评估	1	主要症状、既往史、药物过敏史、局部皮肤情况、是否妊娠。	
	2	操作部位局部皮肤情况。	
	3	对疼痛的耐受程度及合作程度。	
告知	1	局部皮肤出现红晕、轻度红肿、小水泡、轻度热痛感属正常现象,如有不适及时告知护士。嘱患者排空二便。	
物品准备	1	治疗盘、治疗卡、白芥子粉、食醋等溶剂、一次性敷贴片、棉签、手消毒液。	
实施	1	备齐用物,携至床旁。再次核对患者信息,作好解释。	
	2	协助患者取舒适体位,暴露局部皮肤,注意保暖。	
	3	遵医嘱取穴,通过询问患者感受确定穴位的准确位置。	
	4	常规清洁皮肤。	
	5	再次核对医嘱。	
	6	将白芥子适量,研成细末,用水调和成糊状,敷贴于腧穴或患处。敷贴1~3小时。	
	7	贴药过程中加强巡视,观察患者反应,及时处理不良反应。	
	8	观察患者贴药后表情、局部皮肤情况以及症状改善情况,安置舒适体位。	
	9	整理用物,洗手记录:贴药时间、穴位以及患者反应等。	

（二）天灸法流程图

天灸法流程见图 2 - 3。

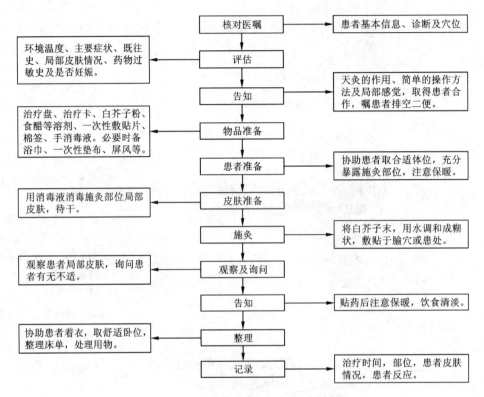

图 2 - 3　天灸法技术操作流程（以白芥子灸为例）

四、常见不良反应与处理

（一）常见不良反应

（1）局部皮肤严重红肿、大水泡、溃烂、疼痛。
（2）皮肤过敏。
（3）发热。

（二）不良反应的处理方法

（1）贴药后局部皮肤红肿，无明显不适可不予以处理。若自觉瘙痒、灼痛等明显不适，可外涂皮炎平霜、皮康霜等减缓刺激。

（2）局部皮肤水泡，应穿着柔软衣服，或外覆盖纱布，避免摩擦水泡，防治破损，外涂以氧化锌油、宝肤灵、万花油等烫伤软膏。

（3）水泡溃破者应避免抓挠，保护创面，外涂搽红霉素软膏、金霉素软膏等消炎，防治感染，可适当予以珍珠层粉、云南白药涂抹促使创口愈合。

（4）全身皮肤过敏，可自服抗过敏药物：氯雷他定、特非那定、扑尔敏等，全身过敏症状严重或伴有发热，建议到医院诊治。

五、深度阅读

与天灸法类似的中医技术还有麦粒灸、盘龙灸、热敏灸。

（一）麦粒灸

临床上常用麦粒大小的艾炷在穴位上直接施灸，称为麦粒灸，是艾炷灸的一种。

麦粒灸

（二）盘龙灸

盘龙灸是在传统针灸理论的基础上，结合现代医学知识演变而来的一种通过经络加温给药的方式打通任督二脉的新疗法，火龙上山主要作用于背部督脉上，具有调和阴阳、通经活络、固肾壮阳、健脾和胃的功效。

盘龙灸

（三）热敏灸

热敏灸是采用点燃的艾材产生的艾热悬灸热敏态穴位，激发透热、扩热、传热、局部不(微)热远部热、非热感觉等热敏灸感和经气传导，并施以个体化的饱和灸量，从而提高艾灸疗效的一种新疗法。

热敏灸

六、学习测验

学习测验客观题　　学习测验主观题

第四节　温针灸

预习案例

　　张某,男,67岁。因反复胃脘部疼痛胀满2年,加重3天前来就诊。主诉:胃痛发作,疼痛难忍,脘腹胀满,恶寒喜暖,得温痛减,遇寒痛甚。伴恶心,嗳气,身重,纳差,精神不振,夜寐欠安,舌淡,苔薄白,脉濡弱。辨为脾胃虚寒证,中药给予理中丸加味,水煎服,每天1剂,每日分2次温服。同时,给予温针灸,每天1次。

　　思考

　　1.温针灸可以选用哪些穴位?

　　2.温针灸时要注意什么?

一、概述

1.定义

温针灸是将针刺与艾灸相结合的一种治疗方法,其艾绒燃烧的热力,可通过针身传入体内而增强针刺的疗效。

2.发展史

温针灸法早在殷商时代就有应用,明代高武在《针灸聚英》中记载:"王节斋曰,近有为温针者,乃楚人之法,其法针于穴,以香白芷作圆饼,套针上,以艾蒸温之,多以取效。"临床多适用于既需要留针,又需要施灸的疾病。

3.原理或作用

温针灸的治疗原理主要是利用针刺的作用、艾灸的温热效应和针体的导热效应。

二、适应证与禁忌证

(一)适应证

常用来治疗由风寒、寒湿和瘀血所致的疼痛性疾病,如颈椎病、腰腿痛、肩关节痛、风湿性关节炎、肢体麻木以及风湿免疫性疾病等,此外还应用于各类虚寒或寒湿引起的内科和妇科病症,如慢性肠炎、慢性腹泻、消化不良、胃痛、胃下垂、小儿遗尿、癃闭、遗精、阳痿、不孕症和痛经等。

(二)禁忌证

(1)实热证、阴虚发热、邪热内炽者禁灸或慎用。

(2)皮肤感觉障碍的患者慎用。

（3）疲劳、饥饿、醉酒和精神高度紧张者慎灸。

二、操作流程与注意事项

温针灸操作流程视频

（一）具体操作步骤及注意事项

遵医嘱，我们按护理评估、计划、实施程序进行，具体见表 2-4。

表 2-4 温针灸操作流程与注意事项

环节	步骤	具体内容	注意事项
核对医嘱	1	核对患者信息。	
评估	1	环境温度、主要症状、既往史、有无出血病史或出血倾向、艾绒过敏史或哮喘病史及是否妊娠。患者体质及施灸处皮肤情况。	
	2	注射部位局部皮肤情况。	
	3	对疼痛的耐受程度及合作程度。	
告知	1	注射部位会出现疼痛、酸胀的感觉属于正常现象，如有不适及时告知护士。嘱患者排空二便。	①向针尾装艾条段或艾绒时要捻紧，嘱患者不要随意改变体位，以防烫伤皮肤。
物品准备	1	治疗盘、无菌持物钳、艾绒或艾条、酒精灯、火柴、线香、无菌棉签、皮肤消毒液、无菌棉球、镊子、无菌毫针、隔纸片。	②温针灸时针刺的深度应有所控制，否则针柄太靠近皮肤易产生灼痛感，甚至烧伤皮肤。
实施	1	备齐用物，携至床旁。再次核对患者信息，作好解释。	③艾段应从下端点燃，可使热力直接向下传导和熏灼，以加强疗效。
	2	协助患者取舒适体位，暴露局部皮肤，注意保暖。	④防止晕灸的发生。针上插入艾段燃烧时产生的烟和热，易熏及取坐位患者的颜面部而导致晕灸，故施灸时应密切观察患者的表情，一旦有晕灸现象发生，立即按晕针处理。
	3	遵医嘱取穴，通过询问患者感受确定穴位的准确位置。	
	4	常规消毒皮肤。	
	5	再次核对医嘱。	
	6	常规消毒针刺、局部皮肤及术者手指后进针，运针得气后，用 5 cm×5 cm 大小的硬方块纸片套住针根周围，以防脱落的艾火烧灼患者皮肤，再用 2 cm 长的艾条段或艾绒套住针柄。点燃艾条段或艾绒的底部，以便艾绒或艾条段底部燃烧，热力逐渐传于穴位，燃烧完后再换艾条段或艾绒，可连续灸 2~3 次。	
	7	施灸过程中加强巡视，观察患者反应，及时处理不良反应，待艾条段或艾绒燃尽后撤出防护纸片并起针。	
	8	观察患者施灸后表情、局部皮肤情况以及症状改善情况，安置舒适体位。	
	9	整理用物，洗手记录：施灸时间、穴位以及患者反应等。	

(二)温针灸技术操作流程图

温针灸技术操作流程见图 2-4。

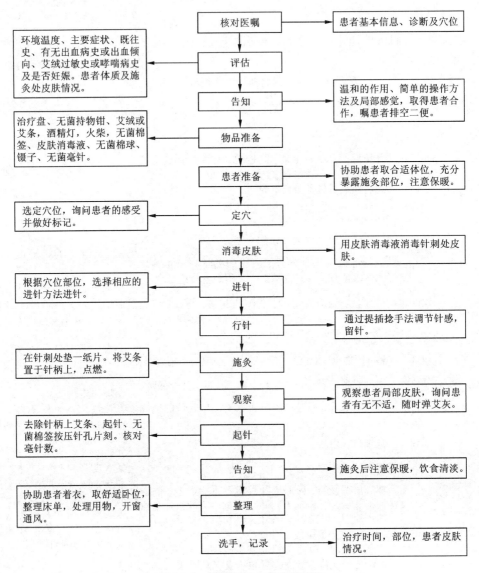

图 2-4　温针灸技术操作流程图

三、常见不良反应与处理

(一)晕针

同穴位注射。

（二）滞针

同穴位注射。

（三）烫伤

1. 临床表现

患者感觉施灸部位持续疼痛，皮肤发红或起水泡。

2. 原因

施灸时操作者未询问或感知患者施灸部位的温度。患者紧张，艾绒脱落。

3. 处理

烫伤后立即予冰敷，局部涂湿润烫伤膏。水泡小者待其自行吸收；水泡较大者用无菌注射器抽吸，再用无菌纱布覆盖，保持创面干燥。嘱患者消除紧张。

4. 预防

对精神紧张及初诊者，应先做好解释工作，消除顾虑。操作中，操作者实时询问或感知施灸处皮肤温度，尤其是年纪较大的患者及感知觉减退的患者。

四、学习测验

学习测验客观题

学习测验主观题

第三章

推拿法

推拿法PPT课件

学习目标

识记：1. 能准确阐述经穴推拿及常用推拿手法的定义。
　　　2. 能叙述成人及小儿常用推拿手法的技术要领。
　　　3. 能叙述成人及小儿常用推拿手法的注意事项、不良
　　　　 反应及处理方法。
理解：1. 能理解推拿手法的发展简史。
　　　2. 能叙述常用成人推拿手法及小儿推拿的适应证、禁
　　　　 忌证。
　　　3. 能深度阅读部分推拿医古文献，如《推拿三字经》。
运用：能熟练掌握成人及小儿常用的推拿手法，并结合经穴
　　　辨证常见疾病并运用推拿技术。

　　推拿法，古称按摩，是一种常用的中医外治手法。推拿法是在中医理论的指导下，以不同的手法，作用于人体体表特定的部位或穴位，通过调节机体自身的功能活动，达到预防疾病、治疗疾病的目的。推拿法历史悠久，起源可以追溯到远古时期，《素问·异法方宜论》中有"病多痿厥寒热，其治宜导引按跃"，《内经》还介绍了适应证和禁忌证。

第一节　成人推拿手法

预习案例

> 李某，男，30 岁，公司职员，长期伏案工作，下班后使用手机时间较多，缺乏体育锻炼。近半年来感觉项背部疼痛，前日趴在办公桌上吹着空调午休，醒来后感颈部疼痛加剧，活动受限，伴有头晕头痛，右侧肢体时有麻木，无呕吐。X 线片检查发现颈椎轻度侧弯，椎间孔变窄。辩证：寒凝经脉证，治疗予颈部中药热庵包热敷、针刺及推拿治疗。
>
> 思考
> 1.为患者推拿可以选用哪些手法？
> 2.推拿的注意事项是什么？

成人推拿在临床上运用广泛，对运动系统、消化系统和神经系统疾病具有治疗和保健作用，因其具有简便、舒适、安全、有效的特性，有其独特的优势。

一、成人常用的推拿手法分类

（一）根据手法的形态特点分类

1. 摆动类手法

摆动类手法是指主要以前臂的主动运动带动腕、指关节左右摇摆来完成操作的一类手法。如一指禅法、㨰法和揉法等。

2. 摩擦类手法

摩擦类手法是指施术者使施术部位与受术部位产生摩擦，或使受术部位一定层次之间产生相互摩擦的一类手法。如摩法、擦法、推法、搓法和抹法等。

3. 振动类手法

振动类手法是指施术者使患者的受术部位产生明显振动感的一类手法。如振法、抖法等。

4. 挤压类手法

挤压类手法是指施术部位作用在同一平面下，对受术部位产生相对作用力的一类手法。如按法、压法、点法、捏法、拿法、捻法、拨法和踩法等。

5. 叩击类手法

叩击类手法是指以一定的节律富有弹性地击打受术部位的一类手法。如拍法、击法等。

6. 运动关节类手法

运动关节类手法是指运用一定的技巧在生理范围内最大程度活动被治疗者关节的一类手法。如摇法、扳法、拔伸法、背法和屈伸法等。

（二）根据手法的主要作用分类

1. 松解类手法

松解类手法是指以一定的压力作用于软组织的一类手法。该手法主要适用于慢性疾病造成的结节、条索，具有减轻症状，恢复肢体功能的作用。

2. 整复手法

整复手法是指以一定的技巧作用于骨关节，起到矫正关节错缝、错位和脱位等作用的一类手法，该手法以纠正异常解剖关系为主，主要用于正骨。

二、成人推拿手法的基本技能要求

推拿手法的操作技巧讲求刚柔并济，以柔克刚，施力程度要求轻而不浮，重而不滞，透达深层。松解类手法的种类较多，每一种手法都有其特定的技术要求，但必须符合均匀、有力、持久、柔和和深透的基本要求。

（一）松解类手法的基本技术要求

1. 均匀

一是指手法的操作必须具有节律性，不可时快时慢；二是指手法的作用力在一般情况下保持相对稳定，不可忽轻忽重。

2. 有力

有力是指手法必须具备一定力量、功力和技巧力。力量是基本，功力和技巧力要通过功法训练和手法练习才能获得。

3. 持久

持久是指手法能够严格按照规定的技术要领和操作要求，持续操作足够的时间而不发生改变，保持动作的连贯性。

4. 柔和

柔和是指手法操作应做到轻而不浮，重而不滞，变换动作舒展自然，轻松流畅，毫无涩滞困难。

5. 深透

深透是指手法作用的力发于跟而达于末，最终效果不能仅仅停留于体表，而要达到病症深处的筋脉、肉骨等结构和组织。

均匀、有力、持久、柔和及深透相辅相成，互相渗透。持久能使手法逐渐深透有力，均匀协调的动作能使手法更趋柔和，而力量与技巧相结合则使手法既有力又柔和。"刚柔并举"在临床运用时，力量是基础，手法技巧是关键，两者必须兼有，缺一不可。

（二）整复类手法的基本技术要求

由于关节周围软组织的保护作用，特别是在疾患状态下，错缝关节周围的软组织多表现为组织紧张，肌腱和韧带张力高，给手法操作带来一定的难度，因此，为了保证手法操作的安全性和有效性，整复类手法的操作应符合稳、准、巧和快的基本技术要求。

1. 稳

稳是对整复类手法安全性方面的要求。施行手法整复时，首先要考虑到安全问题。它包括排除整复手法的禁忌证和具体手法的选择应用两个方面。

2. 准

准是对整复类手法有效性方面的要求。强调进行关节整复时一定要有针对性。首先，必须明确诊断；其次，在手法操作过程中，定位要准确。

3. 巧

巧是对整复类手法施力技巧方面的要求。强调运用巧力，以柔克刚，以巧制胜，即所谓"四两拨千斤"，不可使用暴力、蛮力。

4. 快

快是对整复类手法发力方面的要求。强调发力时要急发急收，以减轻患者的痛苦。

以上四个方面的技术要求贯穿于每一个整复手法操作的全过程，只有这样，才能确保手法的安全性和有效性。

三、成人推拿基本手法

基本手法是推拿手法中最常用、最基本的单式手法，是指能够独立存在的、单一动作的手法，这些手法在临床上可单独应用，也可与其他手法结合运用。

（一）摆动类手法

1. 一指禅推法

用拇指指端、螺纹面或偏峰拇指桡侧面着力于经络穴位或施术部位上，肩肘关节及上肢肌肉放松，通过腕部的连续摆动和拇指关节的屈伸活动，使产生的力持续作用于经络、穴位或施术部位上，称为一指禅推法。

（1）操作方法：

术者手握空拳，拇指自然伸直，并盖住拳眼，用拇指指端、偏峰或螺纹面着力于治疗部位或穴位，沉肩、垂肘、悬腕，以肘关节为支点，前臂做主动摆动，带动腕关节、拇指掌指关节和指间关节做屈伸运动，使产生的力轻重交替、持续不断地作用于治疗部位。

（2）动作要领：

1）沉肩：肩关节放松，肩胛骨自然下沉，以腋下空松能容一拳为宜。不要使肩部耸起用力，若肩部未放松，操作则不能持久，易使上肢酸痛，使动作受到牵制，且易产生职业性劳损。

一指禅推法操作视频

2）垂肘：上肢肌肉放松，肘部下垂，略低于腕部，同时注意腕部尺侧略低于桡侧。

3）悬腕：腕关节自然悬屈，但不可将腕关节用力勾紧，从而影响腕关节的灵活度，应在保持腕关节松弛的情况下，尽量使腕关节悬屈呈90°。

4）掌虚：手握空拳，指面不贴掌心，使之虚掌，拇指垂直盖住拳眼，使腕及拇指的活动时起稳定作用。

5）指实：拇指端螺纹面或偏峰自然着力，吸定于治疗部位上。

6）紧推慢移：紧推慢移就是指在某一治疗部位的操作需要按照一定的频率持续一定的时间，使得局部达到一定的刺激量后，再逐渐移向下一治疗部位，以提高治疗效果，频率要求每分钟 120～160 次。避免在治疗部位的少推快移。

（3）注意事项：

1）一指禅推法临床操作时有屈伸拇指指间关节和不屈伸拇指指间关节两种。屈伸拇指指间关节活动，刺激显得更为柔和；不屈伸拇指指间关节，具有力稳、刺激强等特点。临床上应根据各人拇指生理条件、治疗要求而选择相宜的操作方法。

2）操作中自然压力，不可用蛮力。

3）频率均等，不可时快时慢。

2. 㨰法

以小鱼际或手背尺侧为着力面，通过腕关节的屈伸运动和前臂的旋转运动，使小鱼际或手背在施术部位上持续不断的滚动，称为㨰法。

（1）操作方法：

术者手指自然弯曲，用手背第五掌指关节背侧吸定于治疗部位或穴位，肩关节放松，以肘关节为支点，前臂作主动摆动，带动腕关节的屈伸以及前臂的旋转运动，以第 3～5 掌指关节为轴，以手掌小鱼际侧为轴，两轴相交形成的手掌背三角区，使之在治疗部位上作持续不断的来回滚动，产生功力。

（2）动作要领：

1）术者肩关节放松，并前屈、外展，使上臂肘部与胸壁相隔约 15 cm，过近、过远都不利于手法操作与用力。

2）肘关节屈曲，呈 120°～150°。角度过大不利于前臂的旋转运动；角度过小则不利于腕关节的屈伸运动，同时不能使㨰法的力量有效地发挥。

㨰法操作视频

3）腕关节放松，伸屈幅度要大，手背滚动幅度控制在 120°左右，腕关节屈 80°～90°。伸 30°～40°。

4）第 5 掌指关节背侧要吸定，小鱼际及手掌背侧要吸附于治疗部位，不可拖动、跳动与滑动。

5）㨰法的压力、摆动的幅度、速度均要相对一致，不可忽快忽慢，时轻时重，动作要协调而有节律性。

6）手指要自然弯曲，指掌部均应放松。指掌若过于伸直、紧张，会使掌背成平面而影响手法的滚动；手指也不宜过度用力弯曲，过度弯曲则导致腕关节紧张，限制了滚动的幅度。

7）术者两脚分开，上身前倾约 30°。频率为每分钟 120～160 次。

（3）注意事项。

1）操作时，由于㨰法具有接触面积广、压力大的特点，因此临床上主要用于肩背部、腰臂部以及四肢等肌肉较丰满的部位。

2）实施滚法时，患者体位摆放稳定，避免受力不均影响操作。

3）在实施滚法过程中，手法压力须逐渐加强，但避免使用暴力。

3.揉法

用手指螺纹面、掌根或手掌大鱼际着力吸定于一定治疗部位或某一穴位上，作轻柔缓和的环旋运动，并带动该处的皮下组织一起揉动的方法，称为揉法。根据着力部位的不同可分为：指揉法、掌根揉法、大鱼际揉法。

（1）操作方法

1）指揉法：用指腹着力于治疗部位，做轻柔缓和的环旋转动，并带动皮下组织一起揉动的方法。用中指着力的称中指揉法；示指、中指着力的称双指揉法；示指、中指、环指三指着力的称为三指揉法；用拇指着力的称拇指揉法。中指揉法、双指揉法和三指揉法要求术者腕关节微屈，将指腹着力

指揉法操作视频

于治疗部位，以肘关节为支点，前臂做主动摆动，带动腕关节摆动，使指腹在治疗部位上做轻柔的小幅度的环绕。拇指揉法要求腕关节放松，而后做拇指的掌指关节环旋运动，使指面在治疗部位上做轻柔缓和的小幅度环旋运动，并带动该处皮下组织一起揉动。

2）掌根揉法：用手掌掌根着力于治疗部位，做轻柔缓和的环旋转动，并带动该处皮下组织一起揉动的手法。要求术者手掌掌根稍用力下压，腕关节放松，以肘关节为支点，前臂做主动摆动，带动腕及手掌连同前臂做小幅度的回旋运动，并带动该处肌肤一起揉动。

掌根揉法操作视频

3）大鱼际揉法：术者沉肩、垂肘、腕关节放松，呈微屈或水平状，大拇指内收，四指自然伸直，用大鱼际附着于治疗部位，稍用力下压，以肘关节为支点，前臂作主动摆动，带动腕部，使大鱼际在治疗部位上做轻柔缓和的环旋转动，并带动该处皮下组织一起揉动。

大鱼际揉法操作视频

（2）动作要领

1）要求吸定治疗部位，操作的手既不能与被治疗部位体表有相对的摩擦运动，也不可过分用力向下按压，要力达皮下。

2）操作时腕关节放松，动作要灵活、自然、顺畅、协调而有节律性。

3）频率每分钟 120～160 次。但拇指揉法时频率要缓慢。

4）大鱼际揉法操作时以前臂做主动摆动，腕关节不可做主动外展摆动。指揉法揉动幅度要小。

（3）注意事项

1）操作时用力要轻柔，不可用蛮力。

2）揉动幅度由小到大，动作要有节奏。

3）操作中需与摩法相区别。

（二）摩擦类手法

1. 摩法

用手掌掌面或示、中、环三指相并，指面附着于穴位或部位上，腕关节作主动环形有节律的抚摩运动，称为摩法。手指面着力的手法为指摩法，手掌面着力的手法为掌摩法。

（1）操作方法

1）指摩法：术者指掌部自然伸直、并拢，腕关节微屈，将示指、中指或无名指的末节指面附着于治疗部位，沉肩、垂肘，以肘关节为支点，前臂作主动摆动，带动腕、指在体表作环旋摩动（顺时针或逆时针方向）。

指摩法操作视频

2）掌摩法：术者手掌自然伸直，腕关节微背伸，而后将手掌平放于体表治疗部位或穴位，以掌心或掌根部作为着力点，腕关节放松，连同前臂一起作环旋摩动。

掌摩法操作视频

（2）动作要领

1）肩、肘关节及手臂放松，肘关节微屈在 120°～150° 之间。

2）腕关节放松，指掌关节自然伸直、并拢。

3）操作时指面或掌面要紧贴体表治疗部位，可作顺时针或逆时针方向转动。

4）动时压力要均匀，动作要轻柔，一般指摩法操作时宜轻快，频率每分钟 120 次左右，掌摩法操作宜稍重缓，频率每分钟 100 次左右。

（3）注意事项

1）手法要先轻后重，腕关节作主动环转活动时，要灵活轻巧，不可滞涩不畅。

2）用力应平稳均匀，不可过于按压。

2. 擦法

用指、掌贴附于体表一定治疗部位，作直线来回摩擦运动的手法，称为擦法。

（1）操作方法

术者腕关节伸直，使前臂与手掌近似相平。用手掌的小鱼际部、大鱼际部或全掌，贴附于体表的治疗部位，稍用力向下按压，肩关节放松，以肩关节为支点，上臂作主动摆动，带动前臂和手掌在体表作均匀的上下或左右往返摩擦移动，使治疗部位产生一定的热量。用小鱼际着力摩擦称为小鱼际擦法。用大鱼际着力摩擦称为大鱼际擦法。用全掌着力摩擦称为掌擦法。

擦法操作视频

（2）动作要领

1）上肢放松，腕关节平伸，使前臂和手掌处于等线上。

2）着力部位要紧贴治疗部位，动作要稳。

3）以肩肘关节屈伸，无论是上下摩擦还是左右摩擦，都必须是直线往返。

4）动作均匀连续，来回往返距离要拉长。

5）动作要有节奏，频率一般每分钟100次左右。

6）压力要均匀适中，一般以摩擦不使局部皮肤折叠为宜。

（3）注意事项：

1）手法来回操作须在同一直线上，不能歪斜。

2）压力不宜过大，若过大容易擦破皮肤。压力不宜过轻，过轻不易影响到组织深层。

3）擦法操作时直接接触体表，故操作时必须在施术部位涂少许润滑剂（麻油、冬青膏）或其他介质，既可保护皮肤，又可使热量深透，提高治疗效果。介质要适量，过多，不易产生热量；过少，起不到润滑作用。

4）擦法操作，要求暴露治疗部位，故室内温度适宜，以免患者着凉。

5）擦法使用后，皮肤潮红，不可在此处再施行其他手法，否则容易破皮。所以擦法一般都是在使用其他手法之后应用。

6）操作时，术者要保持呼吸自然，切忌屏气，须修剪指甲，防止戳破皮肤。

3. 推法

用拇指、手掌、拳面以及肘尖紧贴治疗部位，运用适当的压力，进行单方向直线移动的手法称为推法。

（1）操作方法

1）拇指平推法：术者用拇指的指面着力于一定的治疗部位或穴位上，其余四指分开助力，做拇指内收运动，使指面在治疗部位或穴位上做直线推动（按经络循行或与肌纤维平行方向推进）。

拇指平推法操作视频

2）掌推法：术者用手掌或掌根着力于一定的治疗部位或穴位上，以掌根为重点，运用前臂力量向一定的方向推进。需要增大压力时，可用另一手掌叠于掌背推进。

3）拳推法：术者手握拳，以示指、中指、环指、小指四指的指间关节背部突起处着力，向一定方向推进。

4）肘推法：术者屈肘关节，用尺骨鹰嘴突起处（肘尖）着力于一定的治疗部位，向一定的方向推进。

掌推法操作视频

拳推法操作视频

肘推法操作视频

（2）动作要领

1）肩及上肢放松，着力部位要紧贴体表的治疗部位。

2）操作向下的压力要适中、均匀。

3）用力深沉平稳，呈直线移动，不可歪斜。

4）推进的速度宜缓慢均匀，每分钟 50 次左右。

（3）注意事项

1）操作时压力不宜过重，否则易引起皮肤折叠而破损。

2）临床应用时，常在施术部位涂抹少许介质，使皮肤有一定的润滑度，利于手法操作，防止破损。

3）要有节奏，不可忽快忽慢和跳动。

4. 搓法

用双手的掌面夹住一定部位，相对用力快速搓揉的同时做上下往返移动，称为搓法。

（1）操作方法：

患者肢体放松，术者用双手掌面夹住肢体的治疗部位，然后相对用力。做方向相反的快速搓揉、搓转或搓摩运动，同时做上下往返移动。

搓法操作视频

（2）动作要领

1）肩及上臂部放松。

2）肘微屈面前，两掌紧夹住治疗部位做上下搓动，肘关节屈成 150°～160°。

3）腕关节放松，动作要灵活，两掌协调用力，搓动要快速均匀，移动要缓慢。

4）施力深沉，紧贴治疗部位，动作连续。

（3）注意事项

1）双手用力要对称，动作不能滞涩。治疗部位不宜夹得太紧。

2）操作中动作不宜中断，移动不宜太快。

5. 抹法

用单手或双手螺纹面或掌面紧贴皮肤，用力做上下、左右、弧形、曲线或任意往返推动的手法，称为抹法。

（1）操作方法：

术者用拇指螺纹面或手掌面或大鱼际紧贴于体表，略用力，做上下、左右往返移动或单方向移动。抹法可用单手操作，也可用双手同时操作。操作时可成直线移动，也可顺体表治疗部位作弧形或曲线移动。也可屈示指，用示指中节的

抹法操作视频

桡侧缘做抹法，称为指节抹法；用拇指做抹法称为指抹法；用大鱼际做抹法称为大鱼际抹法；用手掌做抹法称为掌抹法。

（2）动作要领：

1）操作时用力要均匀，动作要缓和，做到轻而不浮、重而不滞。

2）指面及掌面紧贴皮肤做缓慢的直线或曲线往返移动，其余四指要协同助力。

（3）注意事项。

1）着力部位要紧贴皮肤，防止破皮。

2）动作要连续轻快，不可用蛮力。

（三）震动类手法

1.振法

以指或掌吸附于治疗部位，做频率快速振颤动作的手法，称为振法。

（1）操作方法。

患者取坐位或卧位，术者用单手或双手指端或手掌面着力于治疗部位，意念集中于指端和手掌心，之后前臂和手部的肌肉强烈地做静止性收缩，使手臂发出快速而强烈的振颤，并使之通过指端或手掌心传递到机体，在治疗部位内产生舒松和温热感。其中以手指端着力振颤者称为指振法；以手掌面着力振颤者称为掌振法。

振法操作视频

（2）动作要领

1）肩及上臂放松，肘关节微屈。

2）前臂及手掌部肌肉要强力地静止性用力，力量集中于手掌或手指上，使被推拿的部位发生振动。

3）施术时意念集中于指端和掌心，呼吸要自然放松。

4）动作要连贯、持续，一般要求 3 分钟以上，频率每分钟 300 ~ 400 次。

（3）注意事项

1）施术时除前臂和手部肌肉静止性用力外，其他部位均要放松。

2）施术中不可过分用力向下按压。

3）不可屏气。

4）施术时着力部位不离开施术部位，且振颤不可中断。

2.抖法

用单手或双手握住患肢远端，微微用力做连续的、小幅度的、频率较快的上下颤动的手法称为抖法。

（1）操作方法

1）抖上肢法：术者用双手或单手握住患者的手腕或手掌部，将其上肢慢慢地向前、向外侧抬起约 60°，然后稍用力做连续的、小幅度的、频率较高的上下抖动，并使抖动的振幅由腕关节逐渐传递到肩部，使肩关节和上肢产生舒松的感觉。

2）抖下肢法：患者取仰卧位，下肢放松伸直。术者站于其脚后方，用单手或双手分别握住患者两踝部，使下肢呈内旋状，并提起离开床面，然后做连续的、小幅度的上下抖动，使髋部和大腿部有舒适放松感。

3）抖腕部法：患者取坐位，腕关节放松，术者用双手拇指按放于腕背部，其余四指放于手掌侧，稍用力做指间关节屈曲运动，使腕关节做频率较快的、连续的、小幅度的上下抖动；或者术者用示指桡侧抵住腕关节掌侧，稍用力做小幅度的、连续的、频率较快的上下抖动。

抖上肢法操作视频

抖下肢操作视频

抖腕部操作视频

（2）动作要领

1）肩关节放松，肘关节微屈。

2）以前臂的轻微屈伸带动腕关节运动。

3）术者需将患者肢体略微牵拉，以便其伸直。

4）抖动幅度要小，频率要快，动作要有连续性和节奏感，每分钟160~180次。

（3）注意事项

1）被抖动的肢体要自然伸直，放松，使患肢的肌肉处于最佳松弛状态，否则抖动的力量不宜发挥。

2）术者呼吸自然，不可屏气。

3）动作轻松，抖动幅度不宜太大，肢体的抬高和牵拉要在患者肢体活动范围之内进行。

（四）挤压类手法

1. 按法

用拇指指面或掌面按压一定的部位或穴位，逐渐用力深压，按而留之，称为按法。指面着力的称指按法；用掌着力的称掌按法。

（1）操作方法

1）指按法：拇指伸直，拇指面着力，逐渐用力下压，使患者产生酸、麻、重、胀和走窜等感觉，持续数秒后，渐渐放松。其余四指握拳或张开，起支持和协同助力的作用。

2）掌按法：肘关节伸直，上肢自然下垂，全掌着力，单掌或双掌交叉重叠按压体表，按而留之，然后逐渐减轻按压力量，再重复。

指按法操作视频

掌按法操作视频

（2）动作要领

1）按压方向要垂直，用力由轻至重。

2）按而持续，或有节奏地下按。

3）前臂用力，指按法操作时，手腕微屈。

4）着力部位要紧贴体表，不能移动。

（3）注意事项

1）操作中要按而留之，不宜突然松手。

2）粗暴施术或迅猛使力易造成组织损伤，给患者造成不必要的痛苦，使局部组织产生保护性肌紧张，手法力量不易透达组织深部。

3）掌按腰背部时，力要贯足。在腹部按压时，力不宜过强，手掌要随患者呼吸而起伏。

2.肘压法

用肘关节鹰嘴部为力点，向体表垂直用力下压着的手法，称为肘压法。

（1）操作方法：

术者肘部屈曲，拳心向胸，以肘尖部着力于施治部位，垂直向下按压。

肘压法操作视频

（2）动作要领

1）肘压法时，肘关节屈曲至120°左右。

2）操作时，用力要稳，力量先由轻到重，再由重到轻。

3）肩臂用力下压，以患者能忍受为度。

（3）注意事项

1）忌粗暴蛮力，压后继以揉法。

2）要根据治疗部位，病情、患者体质等情况适当选用。

3.点法

用拇指指端屈指第二节关节（拇指、示指、中指）突起部按压一定部位，并深压揉动，称为点法。

（1）操作方法：

术者以指端或屈指骨突起部，着力于施术部位或穴位上，按而压之，戳而点之。

点法操作视频

1）拇指端点法：手握空拳，拇指伸直并紧靠于示指中节，用拇指指端点按治疗部位，逐渐垂直用力下压。

2）屈指点法：术者屈拇指、示指或中指以突起部（示、中指第一指间关节突起部）点按体表的治疗部位，逐渐垂直用力按压。

（2）动作要领

1）点压方向要垂直于治疗部位。

2）前臂及腕用力点压。

3）用力由轻到重，平衡而持续，力量逐渐增加。

（3）注意事项

1）拇指端点法时，拇指螺纹面必须紧贴于示指外侧缘，以免用劲过度扭伤拇指指间关节。

2）本法操作结束时，继以揉法，不宜突然松手。

4. 捏法

用拇指和示指或其他指对称，夹住肢体相对用力挤捏并逐渐移动，称为捏法。

（1）操作方法：术者用拇指指面顶住皮肤，用示指或其他指指面将皮肤夹紧提起，一松一紧向前挤压推进，动作须轻快柔和，有连贯性。用拇指与示、中两指对称用力的，称为三指捏法；用拇指与其余四指对称用力的，称为五指捏法；用拇指与示指中节桡侧面用力的，称为两指捏法。

捏法操作视频

（2）动作要领

1）手指微屈，用拇指和手指的指腹捏挤肌肤。

2）捏挤时动作灵活、均匀而有规律性。

3）移动应顺着肌肉的外形轮廓循序而上或而下。

（3）注意事项

1）不可用指甲掐压肌肤。

2）不可以有跳动，要有连贯性和节律性。

3）对外伤肿胀者慎用本法。

5. 拿法

用拇指和示、中两指对称，或用拇指和其他四指对称地用力，提拿一定的部位，进行一紧一松的拿捏，称为拿法。

操作方法：

术者用拇指及其他手指，或拇指和示、中两指对称用力，夹住治疗部位的肌筋，逐渐用力内收，将治疗部位的肌筋提起，并做轻重交替而连续的一紧一松的捏提和捏揉动作。

拿法操作视频

（1）动作要领

1）操作时，肩关节、肘关节、腕关节放松，动作灵活而柔和。

2）手掌空虚，指腹贴紧患部。

3）蓄劲于内，贯注于指，做连续性的一松一紧动作。

（2）注意事项

1）不可用指端、爪甲内扣。

2）运劲要由轻到重，不可突然用力或使用暴力。

3）拿法刺激较强，临床上常用拿法继以搓揉运动，以缓和刺激。

6. 捻法

用拇指和示指指腹捏住一定的部位，做对称的快速搓捻动作，称为捻法。

（1）操作方法：

肘关节、腕关节及肩关节放松，以拇指和示指指腹捏住操作部位，稍用力做对称的快速搓捻动作。

捻法操作视频

（2）动作要领

1）用劲要轻巧柔和，灵活协调。

2）移动要慢，搓捻动作要有连贯性。

（3）注意事项

1）搓捻动作不可呆滞。

2）捻法动作看似简单，实则不易，需勤加练习。

7.拨法

以指端与患部肌腱成垂直方向弹拨的手法称为拨法。

（1）操作方法：

拇指伸直，其余四指微屈分开，依附于附近肢体，拇指端为力点向下按压至一定的部位，做与肌纤维方向垂直的弹拨运动。

拨法操作视频

（2）动作要领：按压至一定的深度。弹拨的方向与肌纤维方向垂直。

（3）注意事项

1）当按压到相应的治疗部位后，患者常常有酸胀感或酸痛感，术者手下也常常可触及条索状的紧张痉挛的肌肉或肌腱，以指端顶住条索状物进行弹拨。若达不到相应的深度则起不到相应的治疗作用。

2）当肌肉丰厚，单手力量不足时，可用双手拇指重叠下按弹拨，以增加刺激量。

3）用力要适当，太轻达不到治疗作用，过重往往引起患者肌卫，难以透达治疗部位，若强行弹拨则易造成新的损伤反而加重症状。

8.踩跷法

用单足或双足踩踏一定部位以防治疾病的方法，称为踩跷法。

（1）操作方法：

患者俯卧位，胸前以及大腿前各垫3～4只软枕，使腰部腾空（一般离床10～20 cm）。术者双手攀住预设的横木或铁环，以调节术者的身体重量和控制踩踏的力量，然后用双足踩踏患者的腰部（足尖向前），并做适当的弹跳动作。踩踏时，

踩跷法操作视频

以足前部着力于治疗部位，足跟提起，运用膝关节的伸屈运动，使身体一起一落，对腰部进行一压一弹的连续性刺激，一般可连续弹压10次左右。

（2）动作要领

1）脚尖不可离开患者腰部。

2）术者弹压起落动作须与患者呼吸相配合，即弹起时患者呼气，压下时患者呼气。

3）踩踏的力量和次数，根据患者的体质和病情适可而止。

4）踩踏的力量和速度，要均匀而有节奏。

（3）注意事项

1）患者在操作过程中，切不可屏气，以免造成胸胁损伤。

2）力量和次数，不可勉强从事，在施术过程中，患者难以忍受或不配合，应立即停止，以防意外。

3）需排除骨质病变，对脊柱强直、骨质疏松、曾有骨质病和脊柱骨折者禁用；对年老体弱、患有心血管疾病等患者禁用。

（五）叩击类手法

1. 拍法

用虚掌平稳而有节奏地拍打治疗部位的手法，称为拍法。

（1）操作方法：

术者手指自然并拢，掌指关节微屈，腕关节放松，运用前臂力量或腕力，使整个虚掌平衡而有节奏地拍打体表的治疗部位。

（2）动作要领

1）动作要求平稳而有节奏，整个手掌同时接触治疗部位。

2）腕关节放松，用力均匀。

3）本法可单手操作，也可双手同时操作，动作协调，使两手一上一下有节奏地交替进行。

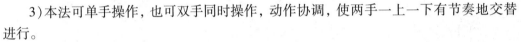
拍法操作视频

（3）注意事项

1）忌施暴力，特别是老人及小儿。

2）拍打背部时应在脊柱两侧，呼气时拍打，不可在肋骨两侧。

3）拍打应顺肌纤维方向。

4）对外伤性肿胀一般不做拍打。

2. 击法

用拳、手掌、指尖或桑枝棒击打体表的方法，称为击法。用拳击打的方法，称为拳击法；用手掌击打的方法，称为掌击法；用指尖击打的方法，称为指尖击法；用桑枝棒击打的方法，称为棒击法。

（1）操作方法

1）拳击法：术者手握空拳，腕关节伸直，而后作屈伸肘关节运动，用拳背、拳心或拳眼击打治疗部位。

2）掌击法：术者手指自然松开，微屈，腕关节伸直或略背伸，以掌根、掌心或侧掌为着力点，运用前臂的力量有节奏地击打治疗部位。因此以此可分为掌根击法、掌心击法和侧掌击法。

拳击法操作视频

3）指尖击法：术者手指自然弯曲，四指分开成爪形，而后做腕关节的伸屈运动，使小指、环指、中指、示指如雨点下落状轻击治疗部位。

4）棒击法：用特别的桑枝棒击打体表的方法，术者手握棒的一端，用棒体平击治疗部位。

掌击法操作视频

指尖击法操作视频

棒击法操作视频

（2）动作要领

1）腕关节要挺直，不能有屈伸动作。

2）运用肘关节伸屈力量进行击打。

3）动作宜轻快而有节奏。

4）上下幅度要小，频率要快。

5）指尖击法运用腕力进行叩击。腕关节放松。

6）棒击法力量由轻到重，一个部位连续击打 3～5 下即可。不可用桑枝棒棒尖打击体表，要使棒体大部分平衡地击打治疗部位。

（3）注意事项

1）施拳背叩法时，注意整个拳背皆平衡地接触治疗部位，切忌于关节突起处着落，否则易引起局部疼痛及损伤。

2）拳心击法操作时，整个拳心须紧贴治疗部位。

3）拳眼击法操作时，用力应均匀，不宜过猛，要打而击之。

4）掌击法叩击时，切忌击打骨骼突起处，以免引起不必要的疼痛。

5）指尖击法操作时，腕关节伸屈幅度要小，频率略快。

6）棒击法叩击时，用力要快速短暂，垂直叩击体表；后脑、肾区部位禁止使用棒击法。

（六）运动关节类手法

1. 摇法

以患肢关节为轴心，使肢体做被动环转活动的手法，称为摇法。

（1）操作方法：术者用一手握住或夹住被摇关节的近端，以固定肢体，另一手握住关节远端的肢体，然后做缓和的环转运动，使被摇的关节做顺时针及逆时针方向的摇动。此法用于颈项部、腰部以及四肢关节，现将各关节摇法分述如下：

（1）颈部摇法：

患者取坐位，颈项部放松，术者站于其背后或侧方，用一手扶住其头顶稍后部，另一手托住其下颏部，双手向相反方向用力，使头部向左或向右缓缓转动。

颈部摇法操作视频

（2）肩部摇法：

1）托肘摇肩法：患者取坐位，肩部放松，患肢自然屈肘，术者站于其患侧，上身略前倾，一手扶住患者肩关节上部，同时另一手托起患者肘部（使患者前臂搭于术者的前臂部），然后做缓慢的顺时针及逆时针方向的转动。

2）大幅度摇肩法：患者取坐位，患肢放松，自然下垂。术者成丁字步，站于患者侧方，两手掌相对，夹住患者的腕部，而后，慢慢地将患肢向上向前托起，同时位于下方的手逐渐

托肘摇肩法操作视频

翻掌，当患肢前上举到160°时，呈虎口向下，并握住其腕部，另一手则由腕部沿上肢内侧下滑，移至肩关节上部，此时可以略停顿一下，两手协调用力（即按于肩部的手将肩关

节略向下、向前按压,握腕之手则略上提,使肩关节伸展),随后使肩关节向后做大幅度的环转运动。如此周而复始,两手上下交替,协同动作,连续不断。

(3)肘关节摇法:患者取坐位或卧位,术者一手扶住患者肘部,另一手拉住患者腕部,而后做肘关节的环转运动。

(4)腕关节摇法:术者一手握住患肢腕关节的上端,另一手握住其手掌部,先做腕关节的拔伸,而后将腕关节做顺时针或逆时针方向的环转摇动。

肘关节摇法操作视频

(5)掌指关节或指间关节摇法:术者一手握住患者手掌或患者手指的近端,另一手捏住患者手指,先做掌指关节拔伸或指间关节拔伸,而后做掌指关节或指间关节的顺时针方向及逆时针方向的环转摇动。

(6)腰部摇法:患者取坐位,腰部放松伸直,术者坐或站于其后,用一手按住其腰部,另一手扶住患者对侧肩部,前臂按于颈项部,两手协同用力,将其腰部做缓慢的环转摇动。

腕关节摇法操作视频

掌指关节摇法操作视频

腰部摇法操作视频

(7)髋关节摇法:患者取仰卧位,患肢屈膝屈髋,术者站于患侧,一手扶住患者膝部,另一手握住其足跟部(踝部),两手协同动作,使其髋关节屈曲至90°左右,然后做顺时针方向或逆时针方向的环转运动。

(8)膝关节摇法:患者取仰卧位,患肢屈膝屈髋,术者站于其侧方,一手扶住患者膝关节上方,另一手握住其小腿下端,两手协同用力,使膝关节屈曲至90°左右,然后做膝关节顺时针或逆时针方向的缓缓环转运动。

(9)踝关节摇法:患者取仰卧位,或取坐位,下肢伸直,术者站于其足后,一手托住其足跟,另一手握住其足趾部,稍用力做牵引拔伸踝关节,并在此基础上做踝关节的环转运动。

髋关节摇法操作视频

膝关节摇法操作视频

踝关节摇法操作视频

(10)动作要领

1)摇转的幅度要由小到大,逐渐增大。

2)操作时动作要缓和;用力要平稳;摇动速度宜缓慢,不宜急速。

（11）注意事项

1）摇转的幅度大小，要根据病情恰如其分地掌握，做到因势利导，适可而止。

2）注意摆转的幅度必须限制在关节生理许可范围之内，或者以患者可忍受的范围内进行。

2.扳法

用双手向同一方向或相反方向用力，使关节伸展、屈曲或旋转的一类手法，称为扳法。

（1）操作方法：

术者要一手固定住患者关节的近端，另一手作用于关节的远端，然后双手向相反方向或同一方向用力，使关节慢慢被动活动至有阻力时，再做一短促的、幅度稍大的、有控制的、突发性的扳动。扳法根据病变部位不同，手法较多，本章节仅介绍最常用的颈椎寰枢关节扳法。

颈椎寰枢关节扳法：患者坐于低凳上，头稍后仰，术者站于患者侧方，一手拇指顶住第二颈椎的棘突，另一手肘部托起患者的下颌部，手掌绕过对侧耳后，夹住其枕骨部，然后逐渐用力将颈椎向上拔伸。在拔伸的基础上，同时使颈椎旋转至有阻力的位置，随即做一个有控制的、稍增大幅度的快速扳动，顶按棘突的拇指同时协调用力下按，此时常可听到"喀嚓"一声，且术者拇指下有棘突的跳动感，表示手法成功。此法主要用于治疗寰枢关节半脱位。

颈椎寰枢关节扳法操作视频

（2）动作要领

1）顺应关节的生理功能。

2）扳法是一个有控制有限度的被动运动，要分阶段进行，即先使要扳的关节极度伸展或旋转，在此基础上，再做一个突发性的、稍增大幅度的、有控制的扳动。

3）突发性扳动的动作要干脆利落，用力要短暂，迅速，发力要快，时机要准，力度适当，收力及时。

（3）注意事项

1）操作时，不能超出或违反关节的生理功能范围，忌强拉硬扳，急躁从事。

2）不能强求关节的弹跳声。在颈椎应用扳法时，可闻及响声。但由于疾病性质不同，在实际操作中若不能获得这种响声，不要勉强从事，以免使用暴力蛮力造成不必要的扭伤，带来不良后果。

四、适应证与禁忌证

推拿手法具有经济简便、无毒副作用、疗效显著等特点，适应范围广泛，运用领域较多，除治疗疾病外，还可用于保健、美容、运动等方面。以下介绍成人推拿的适应证及禁忌证。

（一）适应证

1.骨伤科疾病

颈椎病、落枕、肩周炎、急性腰扭伤、腰肌劳损、腰椎间盘突出症、软组织损伤、退行性膝关节炎、各型骨折及关节脱位的恢复治疗等。

2. 外科疾病

肠粘连、慢性前列腺炎、慢性阑尾炎、下肢静脉曲张、乳痈等。

3. 内科疾病

头痛、失眠、感冒、哮喘、胃脘痛、便秘、腹泻、中风后遗症等。

4. 妇科疾病

产后缺乳、痛经、闭经、月经失调、子宫脱垂、慢性盆腔炎等。

5. 五官科疾病

近视、鼻炎、耳聋、耳鸣等。

（二）禁忌证

推拿手法具有比较广的临床适用范围，但也存在着明显的禁忌证。

（1）恶性肿瘤部位，一般不使用推拿疗法，以防止肿瘤细胞的扩散与转移，使病情加重。

（2）骨折部位。骨折经手法复位或骨折经包扎固定后在骨折部位的远端应用轻柔手法，以促进骨折愈合，减少骨折后遗症的发生。

（3）正在出血或内出血的部位，不宜用手法治疗。脑出血的患者，亦应在出血停止后 2 周再行手法治疗。

（4）皮肤疾病（湿疹、癣、皮疹、脓肿等）患处，不可作手法治疗。

（5）皮肤破损、水火烫伤患处，不能行手法治疗，以免引起局部感染。局部扭伤，同时伴有皮肤破损者，应在创面愈合后作手法治疗。

（6）骨与关节结核患者，不宜用手法治疗。

（7）化脓性关节疾患，不宜用手法治疗，以免加重病情。

（8）妇女妊娠期、月经期腰骶部和腹部不宜作手法治疗，也不宜在四肢感应较强的穴位处采取强刺激手法，其他部位需要手法治疗，也应以轻柔手法为宜，以免出现流产和出血过多。

（9）剧烈运动后极度劳累、饥饿状态等，或极度虚弱者，不宜立即作手法治疗，以免出现晕厥现象。

（10）醉酒后神志不清者，一般不立即作手法治疗。

五、操作步骤与操作流程

（一）操作步骤与注意事项

遵医嘱按护理评估、计划、实施程序进行（表 3 - 1）。

表 3 - 1　成人推拿操作流程与注意事项

环节	步骤	具体内容	注意事项
核对医嘱	1	核对医嘱及患者信息	①严格执行"三查七对"制度。②评估患者的适应证及禁忌证。③告知注意事项及配合要点
评估	1	患者症状、全身状况、心理状况、合作程度、对疼痛的耐受性、既往史	
	2	推拿部位的皮肤情况	
	3	环境温、湿度	
告知	1	推拿手法、配合要点	
准备	1	洗手、戴口罩	④严格手卫生，避免交叉感染
	2	治疗巾、推拿介质、纱布、推拿床	
实施	1	备齐用物，携至床旁。再次核对患者，做好解释	⑤注意保护患者隐私。⑥推拿介质根据推拿手法及部位选择。⑦推拿过程中注意观察患者的反应，注重人文关怀
	2	协助患者取舒适体位，暴露局部皮肤，注意保暖及隐私	
	3	根据医嘱及患者证候选用适宜的推拿手法	
	4	必要时局部涂抹推拿介质	
	5	根据患者的病证，辨证选用适宜的推拿手法，实施手法时做到均匀、有力、持久、柔和、深透，推拿过程中注意观察患者的耐受及有无不适	
	6	推拿结束使用放松手法，协助患者整理着装及床单，取舒适卧位	
观察整理	1	观察推拿后症状改善情况，告知可能有局部疼痛不适及缓解时间	⑧观察患者有无不适，告知到位
	2	整理用物，洗手	
记录	1	记录推拿手法，患者的症状改善情况等	

(二)操作流程图

操作流程见图 3 - 1。

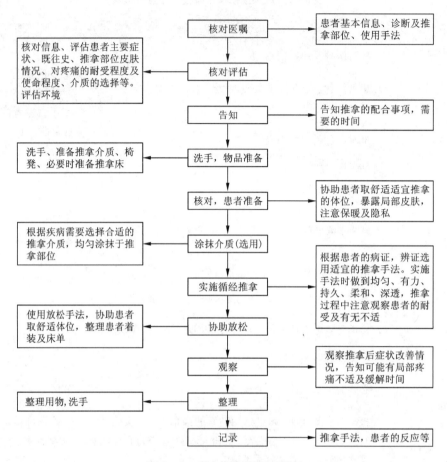

图3-1　成人推拿疗法流程图

六、常见疾病的推拿治疗

推拿治疗的临床运用广泛，根据中医基础理论，推拿手法结合经络腧穴综合运用，形成经穴推拿，并辨证配合针灸、方药等，能增强临床疗效。本章节介绍常见的三个优势病种落枕、胃脘痛、头痛的推拿治疗。

（一）落枕

1. 概述

落枕是指颈项部肌肉因劳累、扭闪、受寒等原因引起的以颈项强痛为主要特征的病症，又称"失枕"。推拿是治疗落枕的常用手法。

2. 临床表现

多数患者以一侧胸锁乳突肌或斜方肌局限性疼痛、肌痉挛和颈部活动不利为主要症状。重者呈现头向患侧倾斜、下颌转向健侧的强迫体位。甚者不能躺下或躺下不能起床，走路小心翼翼，不敢震动，甚至以手托头等。轻者休息1~2天可自愈，重者可有严重疼痛，生活不能自理，可数周不愈。若反复出现落枕，则很有可能为颈椎病的早期症状。

3. 推拿治疗

(1) 治疗原则：舒筋活血、温经通络，理筋整复。

(2) 推拿手法：一指禅推法、拿法、㨰法、按法、揉法、摇法、扳法、擦法等。

(3) 取穴：阿是穴、落枕穴、天宗、曲池、合谷、风府、风池、肩井、承山、阳陵泉等。

(4) 操作步骤(顺序可根据证候进行调整，下同)：

1) 患者坐位，点揉对侧阳陵泉、双侧天宗、曲池、合谷。

2) 用一指禅法推风池、风府。

3) 用拿法放松颈部肌肉。

4) 用㨰法放松肩背部肌肉。

5) 坐位或卧位颈部拔伸法。

6) 颈部摇法。

7) 颈部旋转扳法。

8) 局部擦法，放松颈部肌肉。

9) 可在局部肌肉痉挛处加热敷或湿热敷。

(5) 辨证加减：

1) 外伤引起者加热敷。

2) 风寒引起者拿风池、肩井、曲池等，痛甚加擦法和热敷。

3) 肾虚引起者加按揉肾俞穴、擦腰部。

4. 注意事项

(1) 扳法不宜强求弹响。

(2) 严重落枕或半脱位者慎用或禁用扳法，但可加大拔伸和牵引的比重，以期在拉开椎间隙的基础上使之自然复位，以防不当扳法加重损伤。

(3) 局部注意保暖，以防复感寒邪。

(二) 胃脘痛

1. 概述

胃脘痛是指由上消化道疾病所引起的，以上腹部发作性疼痛为主症的一种疾病。简称"胃痛"，古代称"心下痛"。引起胃脘痛的原因较多，涉及到上消化道、心、肺等脏器的疾病，本篇推拿治疗主要是指慢性胃炎、胃或十二指肠溃疡的非活动期、胃痉挛、胃肠神经官能症及其他上消化道的功能性疾病引起的胃脘痛。

2. 临床表现

根据证型不同，临床表现各异。

(1) 寒邪犯胃：疼痛暴作，或有感寒或进食生冷病史，局部恶寒喜暖，口不渴或喜热饮，苔白，脉紧。

(2) 宿食阻滞：有暴饮暴食史，胃脘胀闷，甚而疼痛，嗳腐吞酸或呕吐酸腐，吐后痛减，大便不爽或夹杂不消化食物，苔厚腻，脉滑。

（3）肝气犯胃：胃脘胀满，攻撑作痛，连及两胁，嗳气频频，情志抑郁或烦躁，情志刺激或紧张后加剧，心情愉快则减，苔薄白，脉弦。

（4）脾胃虚寒：隐隐冷痛，泛吐清水，恶寒喜暖，喜按，空腹甚痛，得食则减，尤喜热食，神疲乏力，手足不温，便溏，舌淡，苔薄白，脉软弱或沉细。

3. 推拿治疗

（1）治疗原则：理气止痛为胃脘痛推拿治疗的通用大法，根据不同的证候使用不同的治疗原则。寒邪犯胃则温胃散寒；宿食阻滞需消食导滞；肝气犯胃应疏肝理气；脾胃虚寒则温中健脾。

（2）推拿手法：摩法、按揉法、一指禅推法、擦法、振法。

（3）取穴：中脘、气海、天枢、足三里、章门、期门、膻中、内关、脾俞、胃俞、三焦俞、合谷。

（4）操作步骤

1）患者仰卧，一指禅推法膻中、中脘、气海、关元。

2）摩腹，重点在胃脘部，顺时针摩腹。

3）背部两侧膀胱经用擦法，以脾俞、胃俞、三焦俞为重点，也可用一指禅推法加按揉法。

（5）辨证加减：

1）寒邪犯胃：重点揉脾俞、胃俞、足三里；胃脘部掌振法；直擦两侧膀胱经。

2）宿食阻滞：重点中脘、内关、天枢；顺时针摩腹，时间稍长。

3）肝气犯胃：一指禅推膻中、章门、期门治疗5～10分钟；重按肝俞、胆俞。

4）脾胃虚寒：一指禅推法在气海、关元治疗5～10分钟；重点按揉足三里；中脘、气海用掌振法；直擦督脉及两侧膀胱经，以透热为度。

4. 注意事项

（1）诊断明确后适宜推拿方可实施，不可盲目止痛，以防误诊急腹症及心、肺、胰等脏器的严重疾病。

（2）慢性疼痛者，要注意心理治疗，使患者树立信心调动其积极性。

（3）患者生活起居要有规律，饮食有节、易消化、忌食辛辣刺激食物。

（4）避免情志刺激与过度疲劳。

（5）胃脘痛一般预后良好，近期疗效满意，以急性疼痛尤甚，慢性者坚持治疗也可取得满意疗效，但治疗不彻底者可复发。若为恶性病变则预后差。

（三）头痛

1. 概述

头痛是指局限于头的上半部分，包括眉弓、耳轮上缘和枕外隆突连线以上部位的疼痛。头痛原因复杂，其中的外感头痛、颈源性头痛、偏头痛、内伤头痛等适宜推拿手法治疗。

2.临床表现

头痛可单独出现，也可见于各种急性、慢性疾病。主要表现为头上半部分疼痛。

3.推拿治疗

（1）治疗原则：疏经通络止痛。

（2）推拿手法：一指弹推法、按法、揉法、抹法、拿法、拨法、击法等。

（3）取穴：印堂、神庭、攒竹、鱼腰、太阳、百会、四神聪、风池、风府、肩井等穴。

（4）操作步骤：

1）头面部：患者坐位或仰卧位，术者行一指禅"小8字"和"大8字"推法，反复分推3～5遍。继之手指按揉印堂、神庭、攒竹、鱼腰、太阳、百会、四神聪等穴，每穴约1分钟；结合抹前额3～5遍；从前额发际处至风池穴处做五指拿法，反复3～5遍。行双手扫散法约1分钟；指尖击前额部至头顶，反复3～6遍。

2）颈肩部：患者取坐位或俯卧位。用一指禅推法沿项部膀胱经、督脉上下往返操作，结合揉、拨、推上述穴位3～5分钟。继之拿风池穴、项部两侧肌群、肩井穴各半分钟；在项、肩、上背部施以擦法约2分钟。

（5）辨证加减：

1）外感头痛：在项背部太阳经施以擦法、一指禅推法，重点按揉风池、风府、肩井、大椎、肺俞、风门、定喘、曲池、合谷穴3～5分钟。擦背部两侧膀胱经，以透热为度。

2）颈源性头痛：在颈项、肩及上背部的阿是穴处施以指揉、指拨、指推法3～5分钟，用力由轻到重，以患侧为主，注意点、线、面结合，必要时采用整复颈椎手法。

3）偏头痛：在太阳、头维穴处行一指禅推法，以较重力量按揉风池穴3～5分钟。

4）内伤头痛：内伤头痛需要根据辨证进行推拿。

①肝阳头痛指按揉肝俞、阳陵泉、太冲、行间穴，每穴约1分钟；推桥弓30次左右，两侧交替进行。

②血虚头痛指按揉中脘、气海、关元、足三里、三阴交、膈俞穴，每穴约1分钟；掌摩腹部5分钟左右；擦背部督脉，以透热为度。

③痰浊头痛用一指禅推法推中脘、天枢穴各约2分钟；摩腹部5分钟左右；指按揉脾俞、胃俞、大肠俞、足三里、丰隆穴，每穴约1分钟。

④肾虚头痛指按揉肾俞、命门、腰阳关、气海、关元、太溪穴，每穴1～2分钟；擦背部督脉、腰髓部，以透热为度。

⑤瘀血头痛分抹前额1～2分钟；手指按揉攒竹、太阳穴，每穴1～2分钟；手指按揉合谷、血海、太冲穴，每穴约1分钟；擦前额部，以透热为度。

4.注意事项

（1）头痛原因比较复杂，在治疗前需要审证求因，辨证论治，不可盲目实施推拿，以免延误病情。

（2）头部推拿时手法应轻柔，避免使用暴力蛮力，以防医源性损伤。

（3）头痛患者宜注意休息，保持心情舒畅。

七、深度阅读

历史上，由于推拿之术多为师徒相传，疏于交流，加之地域广阔，习惯相异，因而逐渐形成了各具特色的推拿流派。

推拿流派

八、学习测验

学习测验客观题

第二节　小儿简易推拿技术

预习案例

> 患儿男，9 个月，腹泻 3 日就诊。腹泻每日 8～10 次，为蛋花状稀水便，色褐而臭，时有咳嗽，发育正常，食欲不振，精神欠佳，寐差，舌质红，苔黄腻。就诊前服用"妈咪爱"2 日症状无缓解。诊断为小儿泄泻（湿热泄）。拟行小儿推拿治疗。
>
> **思考**
> 1. 为该患儿实施小儿推拿可以选用哪些手法？
> 2. 列出该患儿的推拿处方。

一、概述

小儿推拿是在中医理论的基础上，以阴阳五行、脏腑经络等学说为理论指导，运用各种手法刺激穴位、经络，使经络通畅、气血流通，以达到调整脏腑功能、治病保健目的的一种方法。小儿推拿是祖国医学的重要组成部分，治疗体系形成于明代，以《保婴神术按摩经》等小儿推拿专著的问世为标志，千百年来我国历代医家在长期临床实践中不断积累和总结，形成一门独具特色的中医临床学科。

二、小儿推拿手法的特点及禁忌证

（一）小儿推拿的特点

1.手法的差异性

有些手法虽然在名称、操作方法、注意事项等方面和成人相似，但在运用时，其手法刺激强度、节律、频率、操作步骤和要求却完全不同，如推法。

2.手法的特异性

小儿推拿的对象一般是 6 岁以下的小儿，尤其适用于 3 岁以下的小儿，手法也有其特异性，有些手法只用于小儿，不用于成人，如运法、捣法、复式操作法等。

3.手法的独特性

小儿推拿手法和成人推拿手法的最大区别，在于复式操作法。在临床应用中，小儿推拿手法经常是和具体穴位结合在一起的。如推上七节骨，摩腹，揉脐，捣小天心等。

4.介质的必要性

小儿皮肤娇嫩，手法在操作时，都要选用介质。如姜汁、薄荷水、滑石粉、按摩膏等，以保护润滑皮肤，增强手法作用，提高治疗效果。

5.操作顺序

小儿推拿的操作顺序一般有三种，可根据临床需要灵活运用。第一种是先推头面部穴位，依次推上肢、胸腹、腰背、下肢部穴位；第二种是先推主穴，再推配穴；第三种是先推配穴，再推主穴（如最后捏脊）。推拿时一般先使用轻柔的手法，再使用强刺激的手法，以免引起患儿哭闹，影响操作。

6.辨证使用补泻手法

实施推拿术前须准确辨证，掌握好"实者泻之，虚者补之"的基本原则。

（二）小儿推拿的禁忌证

（1）骨折、创伤性出血。

（2）皮肤破损（烧伤、烫伤、擦伤、裂伤等）、皮肤炎症（疔疮、疖肿、脓肿、蜂窝组织炎、丹毒，不明肿块及有伤口瘢痕等局部）、传染性皮肤病。

（3）急性传染病（手足口病、痢疾、水痘、轮状病毒感染、病毒性肝炎、结核病传染期、梅毒、猩红热等）。

（4）有出血倾向的疾病（血小板减少性紫癜、白血病、血友病、再生障碍性贫血、过敏性紫癜等）。

（5）严重心血管疾病、先天畸形及其他危重病症等。

三、小儿推拿的基本手法

小儿推拿手法较多，有的手法虽然和成人名称一致，但是操作区别较大，如推法、捏法，有的仅适用于小儿。刺激较轻的一些手法，如推法、揉法、抹法、运法等，单次需要重复上百次，有的甚至达到 300 次，而刺激较重的手法，如掐法、捏法、拿法等，只需要 3~5 次即可。

（一）推法

用拇指或示指、中指指面，在穴位上做单方向的直线或环行推动，称为推法。推法分直推、旋推、分推、合推法四种，其中以直推法在临床应用最多。

1. 操作方法

（1）直推法：术者用拇指桡侧或指面，或示指、中指指面，在穴位上作单方向的直线推动。每分钟推 150~250 次。

（2）旋推法：术者用拇指指面在穴位上做旋转方向推动，速度较运法快，用力较指揉法轻。每分钟推 150~200 次。

直推法操作视频

（3）分推法：术者用两手拇指桡侧，或示指、中指指面自穴位向两旁作左右一字形或"八"字形方向推动。分推 20~50 次。

（4）合推法：又称合法，是分推法的反向操作。术者用拇指螺纹面自两旁向一点推动合拢，推 20~50 次。

旋推法操作视频

分推法操作视频

合推法操作视频

2. 动作要领

（1）直推法：用拇指指面直推时，手握空拳，靠腕部带动拇指作主动内收活动发力，外展时放松。用示指、中指指面直推时，示指、中指并拢伸直，其余三指屈曲合拢，靠腕部摆动带动肘部作适当屈伸活动使示指、中指发力。操作时，肩、肘、腕关节放松，动作轻快，着实平稳，节律均匀，直线推动，不可歪斜。

（2）旋推法：手握空拳，伸直拇指，靠拇指螺纹面作小幅度的旋转推动，如同拇指作摩法。仅在皮肤表面推动，不带动皮下组织。操作时，肩、肘、腕、掌指关节放松，动作协调连贯，均匀柔和，速度较直推法略慢。

（3）分推法：一字分推法，靠肘关节的屈伸活动，带动拇指和掌着力部分作横向直线分推；八字分推法，靠手腕和拇指掌指关节的内收、外展活动，带动拇指指面着力部分作弧线分推。双手用力要均匀一致，动作柔和协调，节奏轻快平稳。

（4）合推法：合推法是一字分推法的反向操作，动作要领与其相同。常在手腕横纹处作直线合推，动作幅度较小。

3. 注意事项

（1）选择适应病情需要的介质，边蘸边推，注意干湿适宜，不要推破皮肤。

（2）根据病情、穴位和部位的需要，注意手法在穴位上的操作方向、用力大小和频律快慢。

（3）推法从摩法演变而来，但力度比摩法、运法重，较指揉法轻，旋推犹如单指摩法，操作时，注意揣摩，加以区别。

（二）揉法

用手掌大鱼际或掌根、掌心、手指螺纹面着力，吸定于一定部位或穴位上，作顺时针或逆时针方向的，轻柔和缓的回旋揉动，称为揉法。根据着力部位，分指揉法和掌揉法。指揉法中仅用拇指或中指揉的称单指揉；用示指、中指二指分揉两穴或同揉一处，称二指揉；用示指、中指、无名指三指分揉三穴或同揉一处，称三指揉。掌揉法中用大鱼际揉的称鱼际揉，用掌根、掌心揉的，称掌揉法。

1. 操作方法

（1）指揉法：术者以拇指或中指的螺纹面或指端，或示指、中指、无名指指面吸定于穴位或治疗部位上，做轻柔和缓，小幅度，顺时针或逆时针方向的旋转运动，发力带动该处的皮下组织一起揉动。

（2）鱼际揉法：术者以大鱼际着力于施术部位，稍用力下压，腕部放松，前臂主动运动，通过腕关节带动着力部分在治疗部位上作和缓，小幅度，顺时针或逆时针方向的环旋揉动，使该处的皮下组织一起揉动。

（3）掌揉法：术者以掌心或掌根着力，吸定在治疗部位上，稍用力下压，腕部放松，以肘关节为支点，前臂作主动运动，带动腕部及着力部分连同前臂作轻柔和缓，小幅度，顺时针或逆时针方向的旋转揉动，使该处皮下组织一起揉动。

指揉法操作视频

鱼际揉法操作视频

掌揉法操作视频

2. 动作要领

（1）手腕放松，以腕关节连同前臂一起做回旋活动。指揉法时腕关节要保持一定的紧张度；掌根揉时腕关节略有背伸，松紧适度。

（2）操作时压力要均匀着实，动作宜轻柔有节律。

（3）操作频率每分钟 160～200 次。

3. 注意事项

（1）操作时，手吸定皮肤不离开，不要在皮肤上摩擦。

（2）揉动力量和幅度要适中，不宜过大。

（三）按法

用手指或掌按压在体表，逐渐向下用力，按而留之，称为按法。根据着力部位，分为指按法和掌按法。

1. 操作方法

（1）指按法：分为拇指按法和中指按法。

1）拇指按法：拇指伸直，手握空拳，示指中节桡侧轻贴拇指指间关节掌侧，起支持作用，以协同助力。用拇指螺纹面或指端着力，吸定在患儿治疗穴位上，垂直用力，向下按压，持续一定时间，按而留之，然后放松，再逐渐用力向下按压，如此一按一压反复操作。

2）中指按法：中指伸直，掌指关节略屈，稍悬腕，用中指指端或螺纹面着力，吸定在穴位上，垂直用力，向下按压。余同拇指按法。

（2）掌按法：腕关节背伸，五指放松伸直，用掌心或掌根着力，按压在治疗部位上，垂直用力，逐渐向下按压，并持续一定的时间，按而留之，其余同拇指按法。

拇指按法操作视频

中指按法操作视频

掌按法操作视频

2. 动作要领

（1）拇指按时，拇指伸直，手握空拳，示指中节桡侧轻贴拇指；中指按时，伸直中指，其余四指屈曲放松，垂直用力，向下按压。

（2）掌按时，腕关节背伸，五指放松伸直，用掌心或掌根着力按压。

3. 注意事项

（1）按法属于强刺激手法，小儿形气未充，脏腑娇嫩，切忌使用暴力。

（2）临床上多与揉法结合使用。

（四）摩法

用手指或手掌在体表做顺时针或逆时针方向环形抚摩，称摩法。根据操作部位不同，分为指摩法和掌摩法两种。

1. 操作方法

（1）指摩法：术者指掌自然伸直，示指、中指、无名指和小指并拢，用示指、中指、无名指和小指指面，附着于一定部位或穴位上，前臂主动运动，带动腕关节作顺时针或逆时针方向环形摩动。

（2）掌摩法：术者手掌自然伸直，用掌面着力，附着于一定部位或穴位上，前臂主动运动，带动腕关节作顺时针或逆时针方向环形摩动。

指摩法操作视频

掌摩法操作视频

2.动作要领

（1）肩、肘、腕放松，肘关节微屈，掌指自然伸直。

（2）掌指着力部分要随腕关节连同前臂一起作环行摩动。

（3）摩法要轻柔和缓，速度均匀协调，有节律，不带动深层组织，操作频率每分钟120次左右。具体频率根据病情而定，急摩为泻，缓摩为补。

3.注意事项

（1）摩法作用温和，用力不宜过重，也不宜过轻。

（2）根据病情选择手法摩动的方向和使用的介质。

（五）掐法

用拇指指甲重刺穴位称掐法。

1.操作方法

术者拇指伸直，手握空拳，用拇指指甲着力，吸定在治疗部位，逐渐用力掐之。

掐法操作视频

2.动作要领

拇指与操作穴位垂直，掐时缓缓用力，切忌爆发用力。

3.注意事项

（1）掐时要逐渐用力，达深透为止，切忌掐破皮肤。

（2）掐3~5次，或醒后即止。

（3）掐后轻揉局部以缓解不适。

（六）捏法

用拇指桡侧缘顶住皮肤，示指、中指前按，拇指、示指、中指三指指端捏住皮肤并同时用力提拿，自下而上，双手交替捻动向前；或示指屈曲，用示指中节桡侧顶住皮肤，拇指前按，两指同时用力提拿皮肤，自下而上，双手交替捻动向前，为捏法。捏法分拇指后位捏法和拇指前位捏法两种。

1.操作方法

（1）拇指后位捏法：患儿俯卧，露出被捏部位，术者双手呈半握拳状，拳心向下，拳眼相对，用拇指桡侧缘吸定并顶住小儿龟尾穴两旁皮肤，示指、中指前按，拇指、示指、中指三指同时用力提捏，自下而上，双手交替捻动至大椎穴处。

（2）拇指前位捏法：患儿俯卧，露出被捏部位，术者双手握空拳状，拳心相对，拳眼向前，两手拇指伸直前按，示指屈曲，用示指中节桡侧顶住小儿龟尾穴两旁皮肤，拇指、示指同时用力提捻皮肤，自下而上，双手交替捻动至大椎穴处。

拇指后位捏法操作视频

拇指前位捏法操作视频

2. 动作要领

（1）肩、肘、腕放松，手指捻动要灵活，协调。

（2）操作时用力要均匀一致。

（3）每次操作 3～5 遍，一般先做 3 遍捏法，再做 2 遍提捏法。提捏法就是捻动经过相应的穴位时用力提拿，即所谓"捏三提一法"。

3. 注意事项

（1）操作时捏起皮肤多少和提拿用力大小要适当，捏得太紧不容易向前捻动推进，捏少了皮肤容易滑脱，亦不可拧转皮肤，以免产生不必要的疼痛。

（2）操作时应直线前进，不可歪斜。

（3）捏法需要选用介质，常用滑石粉为介质。

（4）要修剪好指甲，防止划伤皮肤。

（七）运法

用拇指或示指、中指螺纹面在相应穴位上由此往彼，作弧形或环形推动，称运法。

1. 操作方法

术者一手握住小儿手指，被操作手掌平坦，掌心向上，用另一手的拇指或示指、中指螺纹面在相应穴位上由此往彼，作弧形或环形推动。

运法操作视频

2. 动作要领

（1）操作时指面要紧贴于穴位。

（2）用力宜轻不宜重，力量仅达表皮，不带动皮下组织；频率宜缓不宜急，每分钟 80～120 次。

（3）运法的操作方向与补泻有关，应根据病情需要进行选择。

3. 注意事项

操作时要根据病情选用介质。

（八）拿法

用拇指和示指、中指，或用拇指与其余四指相对用力，提拿一定的穴位和部位，进行一紧一松地拿捏，称为拿法。

1. 操作方法

术者用单手或双手的拇指和其余手指的指面相对用力，捏住施术部位，逐步收紧提起，进行一紧一松，连续不断地提捏并施以揉动拿捏。

2. 动作要领

（1）肩、肘、腕放松，虎口紧贴操作的肌肤，腕掌自然蓄力，拇指与其余手指面相对用力提拿，重点用拇指面着力。

（2）捏提中含有揉动之力，拿法其实是一复合手法，由捏、提、揉三种方法组合而成。

（3）拿法操作用力要由轻到重，动作要柔和而连贯，刚中有柔。拿1~3次。

3. 注意事项

（1）动作要协调，切忌死板僵硬，操作时不要突然用力，或力量过大，更不能拿捏太久。

（2）术者要修剪指甲，防止指端内扣伤及皮肤。

（3）拿法刺激性较强，常配合捏法同时使用，组成拿捏法。

（4）拿法后继以揉法，缓解不适。

（九）擦法

用手掌面或大、小鱼际着力于操作部位，作快速直线来回摩擦，称为擦法。根据操作部位不同，分为掌擦法、大鱼际擦法、小鱼际擦法。

1. 操作方法

术者用手掌面或大、小鱼际置于体表施术部位，腕关节伸直，使前臂与手掌相平，以肘或肩关节为支点，前臂或上臂做主动运动，使手的着力部分在体表做较快速往返直线摩擦移动，使之生热。

拿法操作视频

擦法操作视频

2. 动作要领

（1）操作时，要直线往返，不可歪斜。

（2）着力部分要紧贴皮肤，不可僵硬地用压力，以免擦破皮肤。

（3）动作连贯，速度均匀，用力以透热为度。

3. 注意事项

（1）术者操作时应自然呼吸，不要憋气。

（2）根据病情选用适宜介质，保护皮肤，增强疗效。

（3）擦过的部位不要再用其他手法，以免损伤皮肤。

（十）捻法

用拇指、示指捏住治疗部位，作相对用力往返捻动，称为捻法。

1. 操作方法

术者用拇指螺纹面与示指桡侧缘或螺纹面，捏住治疗部位，拇指、示指主动运动，稍用力做快速捻动,如捻线状。

2.动作要领

(1)拇指、示指面相对用力捻动时,揉劲宜多,搓劲宜少。

(2)动作要灵活轻巧,快速连贯。

(3)捻动力量要均匀柔和,移动要慢,做到紧捻慢移。

3.注意事项

(1)捻动幅度不要过大,用力不可呆滞。

(2)操作时要使用介质,以防皮肤损伤。

捻法操作视频

(十一)捣法

用中指端或示指、中指屈曲的指间击打体表一定部位,称为捣法。

1.操作方法

术者以一手握住小儿手,掌心向上,另一手的手腕自然下垂,前臂主动运动,通过腕关节的屈伸运动,带动中指端或示指、中二指屈曲的指间关节,有节奏地叩击穴位。

2.动作要领

(1)操作时,指间关节放松,腕关节主动屈伸,形同指击状。

(2)对准穴位捣击,用力要稳,动作要有节奏和弹性。

(3)每个穴位捣 5~20 次。

3.注意事项

(1)捣击时切忌使用暴力。

(2)修剪指甲,避免捣击时损伤皮肤。

捣法操作视频

四、小儿推拿常用特定穴

小儿推拿除了十四经穴、经外奇穴、阿是穴以外,还有一部分是小儿特有的,称为小儿推拿特定穴,小儿推拿特定穴的分布有点状、线状和面状,大多数在头面和四肢,尤其双手分布较多。下面介绍常用的部分小儿推拿特定穴及临床运用。

(一)攒竹(天门)

1.位置

线状穴,位于两眉中间至前发际成一直线。

2.操作方法

两拇指自下而上交替直推,称推攒竹,又称开天门,推拿 30~50 次。

开天门操作视频

3.主治及临床运用

主治感冒、发热、头痛、精神萎靡等。为小儿推拿常用手法(加推坎宫、揉太阳)之一,可用于外感表证及内伤杂病;若惊惕、烦躁可与清肝经、按揉百会等穴合用。

（二）坎宫（阴阳）

1. 位置

线状穴，自眉头沿眉向眉梢成一横线。

2. 操作方法

两拇指自眉心向眉梢作分推，称推坎宫，又称分阴阳，推拿 30 ~ 50 次。

3. 主治及临床运用

主治外感发热、头痛目赤。为小儿推拿常用手法之一，可用于外感表证及内伤杂病；目赤痛可与清肝经、掐小天心、清天河水等穴合用。

推坎宫操作视频

（三）迎香

1. 位置

鼻翼外缘中点旁，鼻唇沟中。

2. 操作方法

用示、中二指揉，称揉迎香。揉 20 ~ 30 次。

3. 主治及临床运用

主治鼻塞流涕。主要用于外感或慢性鼻炎引起的鼻塞，可与清肺经、拿风池等合用。

揉迎香操作视频

（四）脾经

1. 位置

面状、线状相结合穴位，位于拇指末节螺纹面或拇指桡侧缘，由指尖至指根成一直线。

2. 操作方法

（1）将患儿拇指屈曲，循拇指桡侧缘由远端向掌根方向直推为补，称补脾经。

（2）拇指伸直，由指根方向向指端经螺纹面直推为清，称清脾经。补脾经、清脾经，统称推脾经。

补脾经操作视频

清脾经操作视频

（3）在拇指末节螺纹面作旋推法，亦称为补脾经。

（4）推拿 100 ~ 500 次。

3. 主治及临床运用

主治腹泻、便秘、食欲不振、消化不良等。

(1)脾经能健脾胃、补气血。食欲不振、消化不良可与揉中脘、指揉脾俞、按揉足三里等穴合用。

(2)清脾经能清热利湿，可与清天河水、清大肠等穴合用。

(3)小儿脾胃虚弱不宜攻伐太甚，在一般情况下，脾经穴多用补法；个别患者因病情需要、体壮邪实者方能用清法，或清后加补。

(五)肝经

1. 位置

线状、面状相结合穴位，位于示指末节螺纹面或示指掌面，由指尖至指根成一直线。

2. 操作方法

示指伸直，由指根方向向指端直推为清，称清肝经；反之为补，称补肝经。清肝经、补肝经统称为推肝经。推拿 100~500 次。

清肝经操作视频

3. 主治及临床运用

主治烦躁不安、惊风、五心烦热、目赤、口苦咽干等。

(1)清肝经能平肝泻火，息风镇惊，解郁除烦，可与清天河水、推涌泉等合用。

(2)肝经宜清而不宜补，若肝虚应补时，则需补后加清，或以补肾经代之，称为滋肾养肝法。

补肝经操作视频

(六)心经

1. 位置

线状和面状相结合穴位，位于中指末节螺纹面或中指掌面，由指尖至指根成一直线。

2. 操作方法

示指伸直，由指端向指根方向直推为补，称补心经；反之为清。推拿 100~500 次。

清心经操作视频

3. 主治及临床运用

主治高热神昏、五心烦热、口舌生疮、小便赤涩、心血不足、惊惕不安等。

(1)清心经能清心热，退心火，可与清天河水、清小肠等穴合用。

(2)本穴宜清不宜补，对心烦不安、睡卧露睛等症，需用补法时，可补后加清，或以补肾经代之。

补心经操作视频

(七)肺经

1. 位置

面状、线状相结合穴位，位于环指末节螺纹面或无名指掌面，由指尖至指根成一直线。

2. 操作方法

由指根方向向指端直推为清，称清肺经，反之为补。补肺经和清肺经统称推肺经。推拿 100～500 次。

3. 主治及临床运用

主治感冒、发热、咳嗽、胸闷、气喘、虚汗、脱肛等。

(1)补肺经能补益肺气，可与揉肺俞等穴合用。

(2)清肺经能宣肺清热，疏风解表，化痰止咳，可与推膻中，揉风门等穴合用。

清肺经操作视频

补肺经操作视频

(八)肾经

1. 位置

面状、线状相结合穴位，位于小指末节螺纹面或小指掌侧稍偏尺侧，由指尖至指根成一直线。

2. 操作方法

由指端方向向指根直推为补，或旋推，称补肾经；由指根方向向指端直推为清，称清肾经。补肾经和清肾经统称推肾经。推拿 100～500 次。

3. 主治及临床运用

主治先天不足、久病体虚、虚喘、肾虚腹泻、遗尿、膀胱蕴热、小便淋漓刺痛等。

(1)补肾经能补肾益髓，温养下元，可与揉肾俞、揉丹田等穴合用。

(2)清肾经能清利下焦湿热，可以清小肠代之。

清肾经操作视频

补肾经操作视频

(九)大肠

1. 位置

线状穴，位于示指桡侧缘，自示指端至虎口呈一直线。

2. 操作方法

由示指端直推向虎口为补，称补大肠；反之为清，称清大肠。补大肠和清大肠统称为推大肠。推拿 100～300 次。

3. 主治及临床运用

主治腹泻、脱肛、便秘。

(1)补大肠能涩肠固脱，温中止泻，可与揉丹田、揉外劳宫、推三关等合用。

(2)清大肠能清利肠腑，除湿热，导积滞，可与推六腑、摩腹等穴合用。

清大肠操作视频

补大肠操作视频

(十)四横纹(四缝穴)

1. 位置

短线状穴位，掌侧示指、中指、环指、小指近节指间关节横纹处。

2.操作方法

(1)四指并拢从示指横纹推向小指横纹,称推四横纹。

(2)用拇指甲分别掐第 2 ~ 4 指近节指间横纹,称掐四横纹。

(3)推拿 100 ~ 300 次;掐 5 次。

推四横纹操作视频

3.主治及临床运用

主治腹胀、疳积、消化不良等。

(1)推四横纹多用于治疗消化不良、疳积,可与补脾经、揉中脘等穴合用。

(2)掐四横也有同样效果。

(3)也可选用毫针或三棱针点刺四横纹出血(液),效果也很好。

掐四横纹操作视频

(十一)内八卦

1.位置

手掌面,以掌心为圆心,从圆心至中指根横纹约2/3 处为半径所划圆。

2.操作方法

用运法,称运内八卦。推拿 100 ~ 300 次。

3.主治及临床运用

主治咳嗽痰喘、胸闷纳呆、腹胀呕吐等。运内八卦能宽胸利膈,理气化痰,行滞消食,可与推脾经、推肺经、揉中脘、按揉足三里等穴合用。

运内八卦操作视频

(十二)运土入水、运水入土

1.位置

掌侧,大指根至小指根,沿手掌边缘呈一弧线状。

2.操作方法

(1)自拇指根沿手掌缘,经小天心推运至小指根,称运土入水。

(2)反方向自小指根沿手掌缘,经小天心推运至拇指根,称运水入土。

运土入水操作视频

运水入土操作视频

(3)推拿 100 ~ 300 次。

3.主治及临床运用

主治小便赤涩、腹胀、腹泻、食欲不振、便秘等。

(1)运土入水能清脾胃湿热,利尿止泻,可与退下六腑穴合用。

（2）运水入土能健脾助运，润燥通便，可与推上三关穴合用。

（十三）三关

1. 位置

线状穴位。前臂桡侧，从沿阳池至曲池穴成一直线。

2. 操作方法

用拇指桡侧面或示指、中指面自腕推向肘，称推三关，或称推上三关；屈患儿拇指，自拇指桡侧推向肘，称大推三关。推拿100~300次。

推三关操作视频

3. 主治及临床运用

主治气血虚弱、病后体弱、阳虚肢冷、腹痛、腹泻、疹出不透及感冒风寒等一切虚寒病证。

（1）推三关性温热，能益气行血，温阳散寒，发汗解表，主治一切虚寒病症，可与补脾经、补肾经、揉丹田、摩腹、捏脊等合用。

（2）对感冒风寒、怕冷无汗或疹出不透等症，可与清肺经、掐揉二扇门等穴合用。

（十四）六腑

1. 位置

线状穴位。位于前臂尺侧，从阴池穴至少海穴成一直线。

2. 操作方法

用拇指或示指、中指指面自肘推向腕部，称推（退）六腑，或退下六腑。推拿100~300次。

退六腑操作视频

3. 主治及临床运用

主治高热、烦渴、惊风、咽痛、木舌、腮腺炎和大便秘结等。退六腑性寒凉，可用于一切实热病证。可与清肺经、清心经、清肝经、推脊等穴合用。本法可单用，亦可与推三关（大凉大热之法）合用。若患儿气虚体弱，畏寒怕冷，可单用推三关；若高热烦渴，可单用退六腑；而两穴合用能平衡阴阳，防止大凉大热，伤其正气。如寒热夹杂，以热为主，则可以退六腑与推三关之比为3∶1；以寒为重，则可以推三关与退六腑之比为3∶1。

（十五）清天河水

1. 位置

线状穴位。位于前臂正中，从总筋穴至洪池穴（曲泽穴）成一直线。

2. 操作方法

用示、中二指指腹自腕推向肘部，称推天河水，或称清天河水；用示、中二指沾水自总筋穴一起一落弹打，如弹琴状，直至洪池穴，同时一面用口吹气随之，称打马过天河。推拿100~300次。

清天河水操作视频

3. 主治及临床运用

主治外感发热、潮热、内热等一切热证。

（1）清天河水性微凉，较平和，能清热解表，泻火除烦，可用于一切热证；对外感发热，可与清肺经、推攒竹、推坎宫、揉太阳等穴合用，对于内热，可与清心经、清肝经、揉涌泉等合用。

（2）打马过天河清热之力大于清天河水，多用于实热、高热等证。

（十六）足三里

1. 位置

犊鼻下 3 寸，胫骨前嵴外一横指。

2. 操作方法

以指端作按揉，称按揉足三里。推拿 50～100 次。

3. 主治及临床运用

主治腹胀、腹痛、泄泻呕吐、下肢痿痹等。

揉足三里操作视频

（1）本穴为足阳明胃经合穴，能健脾和胃，调中理气，导滞通络，是治疗消化系统疾病的主穴。

（2）腹胀、腹痛可与摩腹、揉脾俞穴合用。

（3）呕吐，可与推天柱骨、分腹阴阳穴合用。

（4）脾虚腹泻可与推上七节、补大肠穴合用。

（5）与捏脊、摩腹合用，可作为小儿保健常规手法。

五、操作步骤与操作流程

（一）操作步骤与注意事项

小儿推拿需要医嘱才可以执行，医嘱出来后，我们按护理评估、计划、实施程序进行（表 3 – 2）。

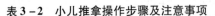

表 3 – 2　小儿推拿操作步骤及注意事项

环节	步骤	具体内容	注意事项
核对医嘱	1	核对患儿基本信息、诊断及推拿的部位、使用手法	①严格查对制度。②评估患儿的适应证及禁忌证。③环境温、湿度适宜，避免冷风直吹。④掌握好推拿时间，不宜过长。⑤小儿不宜在空腹时进行推拿，进食后不宜立即进行推拿。⑥严格手卫生，避免交叉感染。⑦儿童皮肤娇嫩，必须使用介质
评估	1	评估患儿主要症状、既往史、是否为空腹、推拿部位的皮肤情况、合作程度等	
	2	评估推拿部位的皮肤情况	
	3	评估环境	
告知	1	告知患儿或家长推拿配合注意事项，需要的时间	
准备	1	洗手、戴口罩	
	2	根据患儿证候选择合适的介质	
	3	准备治疗巾、纱布、纸巾等。	

续表 3 - 2

环节	步骤	具体内容	注意事项
实施	1	备齐用物,携至床旁,再次核对,解释	⑨保持术者手部温暖。 ⑩推拿手法轻重适宜,不可使用蛮力。 ⑪患儿不配合时可采用分散注意力等方法,若过于哭闹,及时排查原因,必要时暂停,待患儿情绪稳定后再行推拿
	2	取舒适体位,暴露推拿部位皮肤,注意保暖	
	3	根据医嘱及患儿证候选择推拿手法,蘸取介质,均匀涂抹	
	4	灵活运用推拿手法,手法轻重适宜,观察患儿配合程度,治疗时间合理	
	5	治疗结束,清洁皮肤,协助整理好衣物	
	6	告知推拿后注意事项	
观察整理	1	观察患儿的反应	
	2	整理床单	
记录	1	整理用物,洗手	
	2	记录患儿病情及推拿手法	

(二)操作流程图

操作流程见图 3 - 2。

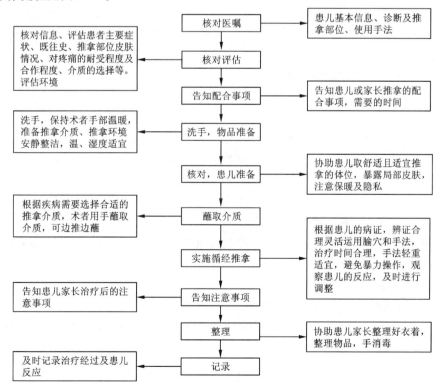

图 3 - 2　小儿推拿疗法操作流程图

六、小儿常见疾病的推拿治疗

(一)咳嗽

根据临床证候,咳嗽分为风寒咳嗽、风热咳嗽、内伤咳嗽。

1. 风寒咳嗽

(1)治疗原则:疏风散寒,宣肺止咳。

(2)推拿处方:推攒竹、推坎宫、揉太阳、清肺经、开天门各200次;运内八卦、揉膻中各100次;推三关、揉外劳宫、揉掌小横纹、揉肺俞各100次。

2. 风热咳嗽

(1)治疗原则:疏风清热,化痰止咳。

(2)推拿处方:推攒竹、推坎宫、揉太阳、开天门各200次;揉耳后高骨、退六腑、清肺经、清天河水各200次;退膻中、揉掌小横纹、揉肺俞各100次。

3. 内伤咳嗽

(1)治疗原则:养阴清肺,润肺止咳,健脾化痰。

(2)推拿处方:补肺经、补脾经各200次;运内八卦、揉膻中、揉乳旁、揉乳根、揉中脘、揉足三里各100次。

(二)泄泻

根据泄泻的临床证候可以分为寒湿泻、湿热泻、伤食泻、脾虚泻。

1. 寒湿泻

(1)治疗原则:散寒化湿,温中止泻。

(2)推拿处方:补脾经、推三关,揉外劳宫、摩腹、补大肠、揉龟尾、按揉足三里。

2. 湿热泻

(1)治疗原则:清热利湿、调中止泻。

(2)推拿处方:清大肠、退六腑各300次,清补脾经、清胃经各200次,推下七节骨、揉龟尾各100次。

3. 伤食泻

(1)治疗原则:消食导滞、助运止泻。

(2)推拿处方:补脾经、运内八卦、摩腹各300次,清胃经、清大肠经、退六腑各200次,揉龟尾各100次。

4. 脾虚泻

(1)治疗原则:健脾益气、温阳止泻。

(2)推拿处方:补脾经、补大肠、摩腹各300次,揉外劳宫200次,推上七节骨,揉龟尾100次,捏脊20次。

(三)积滞

根据积滞的临床证候可分为乳食内积和脾虚夹积。

1.乳食内积

（1）治疗原则：消食导滞，调理脾胃。

（2）推拿处方：补脾经，揉板门，清大肠，推四横纹，运内八卦分推腹阴阳，揉天枢。

2.脾虚夹积

（1）治疗原则：健脾助运，消补兼施。

（2）推拿处方：补脾经，运内八卦，揉四横纹，清大肠，揉外劳宫，摩中脘。

（四）便秘

根据便秘的临床证候可分为实秘和虚秘。

1.实秘

（1）治疗原则：调理脾胃，消积导滞。

（2）推拿处方：清大肠、摩腹各300次，清补脾经、退六腑、运内八卦各200次，按揉膊阳池，推下七节骨各100次，按揉足三里、搓摩胁肋、捏脊各20次。

2.虚秘

（1）治疗原则：健脾益气，养血滋阴。

（2）推拿处方：补脾经、推三关、摩腹各300次，补肾经、清大肠各200次，按揉膊阳池、揉上马、按揉足三里、捏脊各20次。

七、深度阅读

小儿推拿深度阅读资源。

八、学习测验

推拿三字经

学习测验客观题   学习测验主观题

本章小结

中医推拿技术是中医常用的外治方法之一，在中医理论的指导下，常与中药内服及其他外治方法联合使用。本章主要介绍了成人推拿及小儿推拿常用的手法、常见疾病的推拿方法，在实施推拿手法前，需术者准确地辨证论治，方能取得良好疗效。

第四章

刮痧技术

学习目标

识记：1. 能准确复述刮痧技术定义。
      2. 能正确概述刮痧的注意事项。
      3. 能简述刮痧的常见不良反应与处理。
      4. 能准确说出刮痧的操作流程。
理解：1. 能理解刮痧的适应证与禁忌证。
      2. 能比较深度阅读中铜砭刮痧和一般刮痧的异同点。
      3. 能概述刮痧的作用及发展史。
运用：能独自操作刮痧技术；能根据患者的病情选择合适的刮痧部位。

预习案例

　　李某，男，28 岁，建筑工人。8 月 26 日患者工作时突感头晕、乏力、胸闷，呕恶、发热、大汗，遂送我院急诊，入院 T 39℃，P 112 次/分，BP 98/62 mmhg，舌苔黄，脉濡数。置患者于室温 22℃空调房内，予藿香正气水 10 mL 口服，再以香薷饮加味治疗。同时医嘱予以刮痧治疗。

　　思考
　　1. 刮痧时要注意什么？

刮痧的方法有：刮痧法、淬痧法、放痧法、搓痧法。本书重点介绍一般刮痧法。

刮痧疗法起源甚早，旧石器时代，人们患病时，出于本能地用手或者石片抚摩、捶击身体表面的某一部位，有时能使疾病得到缓解。通过长期的实践与积累，逐步形成了砭石治病的方法，这是"刮痧"疗法的雏形。两千多年前的《黄帝内经》就有痧病的记载。

刮痧技术PPT课件

一、概述

(一)定义

刮痧疗法是指在中医经络腧穴理论指导下，应用边缘钝滑的器具，如牛角类、砭石类等刮板或匙，蘸上刮痧油、清水或润滑剂等介质，在体表部位反复进行刮拭，使局部皮肤出现痧斑，通过疏通腠理和经络，调理营卫，祛邪外出，和谐脏腑，达到防病治病功能的一种中医外治技术。

1. 常用刮痧板种类

角质类、玉质类、石质类、木质类、树脂硅胶类及其他日常生活用具(如铜钱、银元、瓷汤勺、棉纱线、贝壳等)。

2. 常用介质

(1)液体类：主要有特制刮痧润滑剂、刮痧精油、凉开水、植物油(如芝麻油、茶籽油、菜籽油、豆油、花生油、橄榄油)、药油(如红花油、跌打损伤油、风湿油)，中药液、酒或药酒等。

(2)乳膏类：如凡士林、润肤霜、蛇油等。亦可将具有活血化瘀、通络止痛和芳香开窍等作用的中药提取物制备成乳膏剂使用。

(二)技术原理

1. 疏通经络，祛邪止痛

外感六淫、疫疠之气可致多种外感疾病的发生，七情内伤、宿食痰饮、瘀血可致多种内伤疾病，致病邪气阻滞经脉，尤其可致疼痛类疾病发生。刮痧疗法通过刮拭方法和补泻手法的运用，开泄毛孔，有效祛除入侵经络的外邪，治疗外感病；也可疏通经络，消除阻滞于经络间的气血、痰饮，用以缓解疼痛。

2. 调整阴阳，调理脏腑

阴阳失调是疾病的基本病机，所谓调整阴阳是针对机体阴阳盛衰的变化，损其有余，补其不足。人体五脏六腑在体表皆有相应的经络、皮部与腧穴，不同的脏腑病变可反映在体表相应的经络、皮部与腧穴。刮痧可刺激体表的相应部位，有明显改善和调理脏腑功能的作用，且可以根据机体的不同阴阳状态，呈双向调节阴阳的作用。

3. 调理气血，活血化瘀

气血都是构成人体和维持人体活动的精微物质，气血在脏腑内生成，既是脏腑功能活动的产物，又可供养脏腑进行功能活动。当气血阻滞，经脉不通，或气血亏虚，经脉空虚时，可以通过刮痧促进气血生成，引导气血输布，鼓动气血运行，濡养脏腑器官，温煦组织皮毛，鼓舞正气，加强驱邪之力。在活血化瘀方面，刮痧疗法的疗效尤为显著。

4. 补虚泻实，防病保健

经常刺激机体的特定部位可以鼓舞人体正气、促进内源性物质的产生、气血津液精气的生成和全身的气机与气化，使"正气存内，邪不可干"，大大减少疾病的发生机会。

刮痧的出痧现象是离经之血，是带有毒素的瘀血，必须通过皮肤经脉导引病邪排出体外。刮痧还能有效开泄腠理，通便利尿，通过排汗、排便，最大限度地从皮肤、大小便排出体内邪气和毒素，减少有害物质的蓄积。

二、适应证与禁忌证

(一)适应证

(1)外感性疾病所致的不适，如暑热之邪导致的高热头痛、恶心呕吐、腹痛腹泻等。
(2)各类骨关节病引起的疼痛，如腰腿痛、肩关节疼痛等症状。

(二)禁忌证

(1)急性传染病、严重心脏病、肾脏病出现肾衰竭、肝硬化腹水、全身重度浮肿者等禁止刮痧。
(2)有出血倾向的疾病，如血小板减少性疾病、白血病等，禁用刮痧。
(3)传染性皮肤病、皮肤高度过敏，或外伤骨折处及皮肤不明病因的包块等，禁止直接在病灶部位刮拭。
(4)妊娠妇女的腹部、腰骶部、妇女的乳头等部位，禁止刮痧。
(5)对刮痧恐惧者，忌用刮痧。
(6)大血管显现处禁用刮痧手法，可用刮痧板棱角，避开血管，用轻柔点、按手法。下肢静脉曲张、下肢浮肿的患者尽量不要刮拭下肢，或用刮痧板的厚边从下向上刮拭，手法宜轻。醉酒、过饥、过饱、过度疲劳者禁用刮法，以免出现晕刮现象。
(7)小儿囟门未合时，头部禁刮。

三、操作流程及注意事项

(一)具体操作步骤及注意事项

按照护理评估、计划、实施程序进行，具体见表4-1。

刮痧操作视频

表 4 - 1　刮痧疗法操作流程与注意事项

环节	步骤	具体内容	注意事项
核对医嘱	1	核对患者基本信息、医嘱、治疗卡	①严重心血管疾病、肝肾功能不全、有出血倾向疾病、感染性疾病、极度虚弱、皮肤疔肿包块，皮肤过敏者不宜进行刮痧。②患者疲劳、精神高度紧张者，空腹及饱餐后不宜刮拭。③孕妇下腹部及腰骶部不宜进行刮拭
评估	1	环境整洁、舒适、安静，根据季节调节室温，关好门窗，注意保护患者隐私	
	2	患者主要症状、既往史、目前症状、发病部位及相关因素、患者体质及心理状态、是否妊娠。局部皮肤情况	
	3	对疼痛的耐受程度及合作程度	
告知	1	刮痧部位有轻微疼痛及皮肤出现红色、暗红色斑点、斑块属正常现象，若疼痛剧烈或其他不适及时告知护士	
	2	嘱患者穿宽松衣服，排空二便	
物品准备	1	治疗盘、治疗卡、刮具、无菌棉签、刮痧介质、弯盘、卫生纸、浴巾、手快速消毒剂	
实施	1	备齐用物，携至床旁。再次核对治疗卡、床头卡、患者手腕带。做好解释	④严格执行"三查七对"。刮痧要顺着一个方向刮拭，不能来回刮
	2	协助患者取舒适体位，暴露局部皮肤，注意保暖及保护患者隐私	
	3	检查刮具边缘是否光滑，有无缺损	
	4	持刮具蘸上水或润滑剂，在患者体表特定部位按一定方向进行刮拭，刮具与皮肤以45°为宜，用力均匀，由轻渐重	
	5	刮具干涩时需及时蘸湿，皮下出现红色、暗红色痧点、斑块即可	
	6	每个部位刮 10～20 次，一次 8～10 条	
	7	随时询问患者有无不适感，观察皮肤颜色变化，及时调整手法力度	⑤刮痧过程中出现头晕、目眩、心慌、出冷汗、面色苍白、恶心欲呕，甚至神昏扑倒等晕刮症状时，应立即停止刮痧，取平卧位，通知医生，配合处理，并观察病情变化
	8	刮拭完毕，清洁局部皮肤，整理衣服及床单。取合适体位，嘱患者饮一杯温开水或淡糖盐水，休息 20～30 分钟	
	9	清点用物、洗手、记录。做好健康宣教	

（二）刮痧流程图

刮痧流程见图 4 - 1。

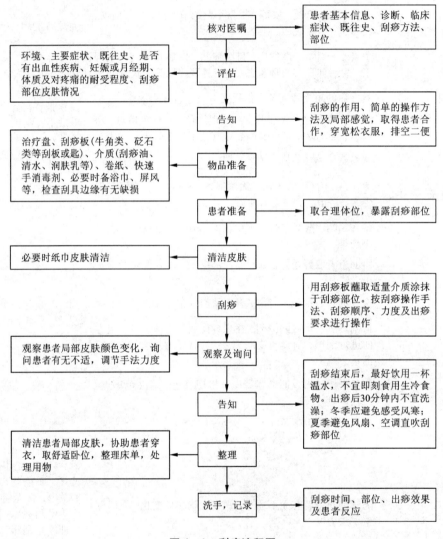

图 4 - 1 　刮痧流程图

四、常见不良反应与处理

刮痧疗法常见不良反应有晕刮。晕刮是刮痧过程中患者出现晕厥的现象。

1. 症状

头晕、面色苍白、心慌、出冷汗、四肢发冷，恶心欲吐或神昏扑倒等。

2. 预防

空腹、过度疲劳患者忌刮；低血压、低血糖、过度虚弱和神经紧张特别怕痛的患者轻刮。

3. 急救措施

迅速让患者平卧；让患者饮用一杯温糖开水；注意保暖，点按人中穴，迅速用刮板或手指按揉患者百会、内关、足三里、涌泉等腧穴。

4. 注意事项

在刮痧的过程中和刮痧后应该注意以下几点：

（1）刮痧治疗时应注意室内保暖及保护患者隐私，尤其是在冬季应避寒冷与风口。夏季刮痧时，应避免风扇直接吹刮拭部位。

（2）刮痧出痧后 30 分钟以内忌洗澡。

（3）如痧斑未退之前，不宜在原处进行再次刮拭出痧。再次刮痧时间需间隔 5 ~ 7 天，以皮肤上痧退为标准。

（4）出痧后饮一杯温开水（最好为淡糖盐水），并休息 15 ~ 20 分钟。

五、铜砭刮痧

铜砭刮痧，是用铜砭通过徐而和的手法在人体皮部上刮痧，调动阳气治病，扶正祛邪，以通为治，以通为泻的治疗方法。铜砭刮痧调节人体各项机能，达到温通经络、祛风散寒、活血化瘀、散瘿散瘤、扶正祛邪之功效。近年，李氏砭法刮痧流行，该法是由李道政先生在传统刮痧疗法的基础上所创立的一套独特的虎符铜砭刮痧方法。

铜砭刮痧深度阅读

六、学习测验

学习测验客观题　　学习测验主观题

本章小结

> 刮痧疗法是一种内病外治，对人体无毒副作用的自然疗法，广泛应用于内科、外科、妇科、儿科、皮肤科、骨伤科等，且在预防、保健方面也有明显优势。在操作前要全面进行评估，注意刮痧的禁忌证，操作中注意保暖及保护患者隐私，手法柔和，避免损伤皮肤。

课程思政

2020 年 2 月 24 日，为充分发挥中医药独特优势，加快新型冠状病毒肺炎恢复期康复，国家卫生健康委员会办公厅和国家中医药管理局办公室日前印发《新型冠状病毒肺炎恢复期中医康复指导建议(试行)》，从中药、中医适宜技术、膳食指导等方面提出详细建议。

该建议介绍了肺脾气虚证、气阴两虚证的临床表现，分别推荐了相应的中药处方、中成药并介绍了服用方法，同时推荐了艾灸疗法、经穴推拿、耳穴压豆、刮痧、拔罐、针刺疗法等中医适宜技术。根据该建议，这些中药和中医适宜技术应在医师指导下使用。

第五章

温热技术

温热技术PPT课件

学习目标

识记：1. 能准确复述本章所介绍的技术定义。
2. 能正确概述各项技术的注意事项。
3. 能简述各项操作的常见不良反应与处理。
4. 能准确叙述各项技术的操作流程。

理解：1. 能比较各项操作的适应证与禁忌证。
2. 能比较深度阅读中各项操作的异同点。
3. 能概述各项技术的作用及发展史。

运用：能独立操作各项技术；能根据患者的病情选择合适的中医技术。

中医温热技术，也称温热疗法，是在中医基本理论指导下，以各种热源为介质，将热直接传至机体，通过温热的物理刺激，以疏通经络、驱散寒气、行气活血、调和阴阳、调整脏腑机能，从而达到扶正祛邪、防治疾病的方法。临床上常用的温热技术有火罐疗法、热熨法、热敷法、熏洗法、蜡疗法、火疗法等，本章介绍几种护士可以遵医嘱操作的方法：火罐疗法、热熨法、热敷法、熏洗法、蜡疗法等。

第一节　火罐疗法

预习案例

　　王某，女，35 岁，长沙人，3 日前因天气变化受凉，恶寒发热 2 日入院。患者自诉怕冷、鼻塞、流涕、咳嗽、咽痛、头痛、骨节酸痛，不出汗，口不渴，舌苔薄白而润，脉浮，测 T 38.5℃，辨为风寒束表证。中药给予荆防败毒散加减，水煎服，每日 1 剂，每次 150 mL，每日 2 次。同时，给予火罐疗法治疗。

　　思考

　　1. 为什么该患者可以给予火罐疗法治疗，火罐疗法的适应证有哪些？

　　2. 火罐疗法有哪些注意事项？

　　"火罐疗法"是拔罐法中的一种，是从古至今在民间流行的治疗和预防疾病的常用方法之一，具有操作简单，效果明显的特点，也是临床上常用的医疗保健方法之一。

一、概述

(一)定义

　　火罐疗法是以罐为工具，利用燃烧时火焰的热力，排除罐内空气，使罐内形成负压，将罐吸附在施术部位皮肤上，使施术局部产生瘀血，使瘀滞凝结之气血，负而吸达，动而通畅，改善局部及全身脏腑经络之营养，调整阴阳达到疗病愈疮之功效的方法。

(二)发展史

　　火罐疗法具有悠久的历史，清代赵学敏的《本草纲目拾遗》对拔罐法进行了详细且系统的论述。其书中《火罐气》一节所述："火罐，江右及闽中皆有之，系畜户烧售，小如人大指，腹大，两头微狭。使促口以受火气，凡患一切风寒，皆用此罐。可小纸烧见焰，投入罐中，即将罐合于患处。罐得火气合于肉即牢不可脱，须待其自落，患者但觉有一股暖气从毛孔透入，少倾火力尽自落，肉上起红晕，罐中有气水出，风寒尽出。"

(三)原理、作用与方法

1. 原理

　　火罐疗法是通过罐体边缘及负压吸吮，牵拉挤压浅层肌肉，刺激经络腧穴，循经感传，通经脉，调气血，达到祛病健身阴平阳秘的治疗目的。其作用原理为一方面通过负压将皮肤吸起并使局部腠理开泄，让邪出有去路；另一方面利用频繁闪罐或长时留罐的吸拔力,将病邪由里至表不断拔出体外。

2. 作用与方法

火罐疗法属非药物外治法之一,中医认为其治疗机制为开泄腠理,扶正祛邪,适宜于风寒湿邪引起的肌肉、皮肤疼痛,如感冒、发热等。风邪入络,寒凝筋脉,气血失于濡养,"气伤痛、形伤肿",施以拔罐,可以使玄府开放,风寒之邪得出,邪去则安。火罐疗法施术于表,外治皮肤,又能疏通经络,内治脏腑,具有行气逐瘀、祛邪排毒、通痹止痛、清热消肿的作用。临床上火罐疗法常用的方法有以下几种。

(1)投火法:将薄纸卷成纸卷,或裁成薄纸条,燃到1/3时,投入罐里,将火罐迅速扣在选定的部位上。

(2)闪火法:将酒精棒或棉球稍蘸95%乙醇,用乙醇灯或蜡烛燃着,将其往罐底一闪,迅速撤出,马上将火罐扣在应拔的部位上,此时罐内已成负压即可吸住。优点是当闪动酒精棒或棉球时火焰已离开火罐,罐内无火,可避免烫伤,优于投火法。

(3)滴酒法:向罐子内壁中部,滴1~2滴乙醇,将罐子转动一周,使乙醇均匀地附着于罐子的内壁上(不要沾罐口),然后用火柴将乙醇燃着,将罐口朝下,迅速将罐子扣在选定的部位上。

(4)贴棉法:扯取大约0.5 cm见方的脱脂棉一小块,薄蘸乙醇,紧贴在罐壁中段,用火柴点燃后,马上将罐子扣在选定的部位上。或准备一个不易燃烧及传热的块状物,直径2~3 cm,放在应拔的部位上,上置小块乙醇棉球,将棉球燃着,马上将罐子扣上,立刻吸住,可产生较强的吸力。

二、适应证与禁忌证

(一)适应证

火罐疗法用于治疗因风邪、寒和湿邪导致的各类疾病,如痹证、外感风寒感冒、咳嗽、喘逆证、胃痛、妇科痛经等。

(二)禁忌证

(1)高热、昏迷、抽搐、全身水肿、恶性肿瘤等病证。
(2)各种皮肤疾病。
(3)出血性疾病。
(4)体质虚弱者。
(5)肌肉瘦削、骨骼凸凹不平及毛发多处、大血管部位、孕妇腹部及腰骶部不宜行火罐疗法。

三、操作流程与注意事项

(一)具体操作步骤及注意事项

按护理评估、计划、实施程序进行,具体见表5-1。

火罐疗法操作视频

表 5 – 1　火罐疗法操作流程与注意事项

环节	步骤	具体内容	注意事项
核对医嘱	1	核对医嘱和患者信息	①凝血功能障碍、呼吸衰竭、重度心脏病、严重消瘦、孕妇的腹部、腰骶部及严重水肿等不宜拔罐。②拔罐时要选择适当体位和肌肉丰满的部位，骨骼凹凸不平及毛发较多的部位均不适宜。③面部、儿童、年老体弱者拔罐的吸附力不宜过大。④拔罐时要根据不同部位选择大小适宜的罐，检查罐口周围是否光滑，罐体有无裂痕。⑤拔罐和留罐中要注意观察患者的反应，患者如有不适感，应立即起罐；严重者可让患者平卧，保暖并饮热水或糖水，还可揉内关、合谷、太阳、足三里等穴。⑥起罐后，皮肤会出现与罐口相当大小的紫红色瘀斑，为正常表现，数日方可消除，如出现小水泡不必处理，可自行吸收，如水泡较大，消毒局部皮肤后，用注射器吸出液体，覆盖消毒敷料。⑦嘱患者保持体位相对固定；保证罐口光滑无破损；操作中防止点燃后乙醇下滴烫伤皮肤；点燃乙醇棉球后，切勿较长时间停留于罐口及罐内，以免将火罐烧热烫伤皮肤。拔罐过程中注意防火。⑧闪罐：操作手法纯熟，动作轻、快、准；至少选择 3 个口径相同的火罐轮换使用，以免罐口烧热烫伤皮肤。⑨走罐：选用口径较大、罐壁较厚且光滑的玻璃罐；施术部位应面积宽大、肌肉丰厚，如胸背、腰部、腹部、大腿等。⑩留罐：儿童拔罐力量不宜过大，时间不宜过长；在肌肉薄弱处或吸附力较强时，则留罐时间不宜过长
评估	1	患者年龄、文化程度、心理状态，对拔罐治疗的信任程度和了解程度。患者全身部位，注意患者体质的虚弱、胖瘦、有无凝血功能障碍、有无妊娠等	
	2	拔罐部位局部皮肤情况，注意局部皮肤有无出血点、过敏、溃疡、水肿等	
	3	罐是否有裂缝，罐口是否平滑，防止损坏皮肤	
告知	1	拔罐的作用、简单的操作方法、局部感觉及可能出现的意外及处理措施，取得患者合作。嘱患者排空二便	
物品准备	1	治疗盘、罐数个（罐的种类包括玻璃罐、陶罐、竹罐、真空罐等）、润滑剂、止血钳、95% 乙醇棉球、打火机、广口瓶、清洁纱布或自备毛巾，必要时备屏风、毛毯	
实施	1	备齐用物，携至床旁。再次核对患者信息，做好解释	
	2	协助患者取舒适体位，暴露局部皮肤，注意保暖	
	3	根据病情和医嘱确定拔罐的部位和采用的罐的大小、数量	
	4	选择并确定合适的穴位，常规消毒皮肤	
	5	再次核对医嘱，检查所用罐的边缘是否平滑，有无破损，以免划伤皮肤	
	6	操作者一手拿火罐，另一手持止血钳夹 95% 乙醇棉球点燃，伸入罐内中下端，绕 1 ~ 2 周后迅速抽出，立即将罐口按扣在选定的穴位或部位上不动，待吸牢后撒手	
	7	一般留罐 10 ~ 15 分钟，留罐过程中，随时检查罐口吸附情况，局部皮肤以红紫为度。同时，询问患者感觉，如患者感觉疼痛、过紧，应及时起罐	
	8	起罐时，一般先用左手夹住火罐，右手拇指或示指在罐口旁边按压一下，使空气进入罐内，即可将罐取下。若罐吸附过强时，切不可强行上提或旋转提拔，以轻缓为宜	
	9	拔罐完毕后，清洁局部皮肤，协助患者整理衣着，安置舒适体位，整理床单	
	10	清理用物，做好记录	

（二）火罐疗法流程图

火罐疗法流程见图 5 - 1。

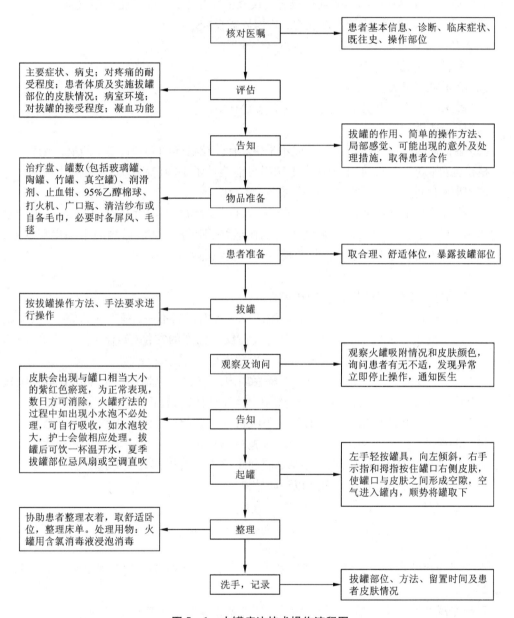

图 5 - 1　火罐疗法技术操作流程图

四、常见不良反应与处理

火罐疗法常见的不良反应有异常反应和晕罐。

（一）异常反应

1.临床表现

上罐后，患者感到局部疼痛灼辣难忍，数分钟即起水泡（也可能患湿气证），或于施术局部的远端感觉发凉、发麻、疼痛等，均属异常反应。

2.原因

（1）患者心理反应过度。

（2）罐子吸力过大。

（3）施术时失误、灼伤皮肤，或皮肤本来就有伤口。

（4）所涂药物刺激过强。

（5）罐口边缘过薄（指代用罐），或不平滑，有砂粒状样凸起或凹缝、凸痕，或患者皮肤干枯松弛（如老年人），加上操作者上罐时可能旋转了手腕（旋罐），使皮肤出现皱褶。

（6）吸罐时间过长，局部瘀血形成过多，隆起明显。

（7）拔罐的局部有浅在的较大动脉分布（如腹肌沟动脉、足背动脉搏动处），由于吸力的作用，局部软组织紧张，动脉受压而使血运受到影响，于是远端的组织出现缺血，故出现发麻、发冷、疼痛等反应，甚至还会出现组织坏死。

3.处理

（1）仔细检查罐子；严格遵守操作规程。

（2）由于存在个体差异，每个人对刺激的反应程度强弱不一，故对于饥饿、疲劳、精神紧张、酒后的患者最好不要施术，尤其不要在反应强烈的穴位（如合谷、太冲等穴）施术。环境气温不要太低，尽量不让患者有寒冷感出现。

（3）上罐后要多询问患者的感觉，多观察罐内的皮肤变化情况。如果患者诉说吸拔太紧，有疼痛或烧灼感觉（涂药罐、敷药罐出现轻度灼痛感属正常现象），施术者可一手持罐，另一手的示指或拇指指尖轻轻压一下罐口缘的软组织，使软组织与罐口缘间形成一个极小的缝隙，以减小罐内负压。如果是施行密排罐者，应检查罐是否相距太近，是否需调整。如果经上述处理后仍有不适，应起罐检查。若局部皮肤起泡，也应起罐。起罐后，涂以甲紫药水，并加以包扎，以预防感染。

（二）晕罐

1.临床表现

在火罐疗法的过程中，患者出现头晕、心慌、恶心、呕吐、冒冷汗甚至晕厥等症状。

2.原因

引起晕罐的原因为虚弱、饥饿、疲劳、精神紧张或置罐于禁忌部位等。

3.处理

解开患者衣服的纽扣，给饮温水（可加些糖），注意保暖。仍未能缓解症状时，应立即起罐，让患者去枕平卧。如果反应仍加重者（如昏厥、低血压），应把枕头垫于脚下，使患者呈头低脚高位，同时掐患者人中穴或十宣穴，或揉按合谷、内关、足三里等穴。对出冷汗多或冷汗不止者，可用艾条温灸涌泉穴或百会穴。经上述办法处理后，若昏厥、低血压仍不能纠正者，可予以中枢神经兴奋药或输液治疗。

五、深度阅读

(一)拔(药)水罐

拔(药)水罐是拔罐技术中的一种，是指拔罐时用水热排出罐内空气的方法(一般应用竹罐)。根据用水的方式，常用的有以下两种：

1.水煮法

将竹罐放入水中或药液中煮沸2～3分钟，然后用镊子将罐倒置夹起，迅速用干毛巾捂住罐口片刻，以吸去罐内的水液，降低罐口温度(但保持罐内热气)，趁热将罐拔于应拔部位，拔后轻按罐具半分钟左右，令其吸牢。此法消毒彻底，温热作用强，且可罐药结合，适用于任何部位拔留罐、排罐。但操作应适时，出水后拔罐过快易烫伤皮肤，过慢又易致吸拔力不足。

2.蒸气法

将小水壶内水或药液(勿超过壶嘴)煮沸，至水蒸气从壶嘴或套于壶嘴的皮管内大量喷出时，将壶嘴或皮管插入罐内2～3分钟后取出，速将罐扣于吸拔部位。扣上后用手轻按其罐半分钟，使之拔牢。此法适用于身体各部拔留罐、排罐。

火罐疗法深度阅读

(二)抽真空拔罐

抽真空拔罐也称抽气罐法，是指把罐紧贴在要拔的位置，用抽气筒套在塑料杯罐的活塞上，将空气抽出，使产生负压，罐即可被吸在相应的部位上的方法。抽真空拔罐利用的是抽气成真空负压状态的无火拔罐工具，由真空枪、罐具、连接管组成。其主要特点是罐体透明，罐内负压可根据患者的体质情况和病情随意调整，易于观察罐内皮肤变化，便于掌握拔罐时间，克服了传统拔罐的缺点，使用更安全，操作简便。

六、学习测验

学习测验客观题　　学习测验主观题

第二节　热熨法

预习案例

　　陈某，女，50岁。因反复右膝关节肿痛3年，加重5天，前来就诊。自诉：膝关节酸楚疼痛、痛处固定，痛如刀割或有明显重着感，关节活动欠利，得热则舒；二便调，舌质淡暗，苔薄白腻，脉紧或濡；辨为"风寒湿痹"型。拟"祛风散寒，除湿止痛"，予防己黄芪汤合防风汤加减。上药加水500 mL，煎30分钟，取汁100 mL，1次服完；同时，予中药热熨法治疗患膝以温经散寒，除湿止痛。

　　思考

　　1. 热熨法有什么作用？

　　2. 热熨法的适应证是什么？

　　3. 使用热熨法时应该注意什么？

　　热熨法可借助温热之力，将药性由表达里，通过皮毛腠理，循经运行，内达脏腑，疏通经络，畅通气机，温中散寒，镇痛消肿，调整脏腑阴阳，从而达到治病的目的。

一、概述

（一）定义

　　热熨法是将中药加热后装入布袋，在人体局部或一定穴位上移动，利用温热之力使药性通过体表透入经络、血脉，从而达到温经通络、行气活血、散寒止痛、祛瘀消肿等作用的一种中医外治法。

（二）发展史

　　中医热熨法历史悠久，源远流长。我国现存的最早的医学书籍《五十二病方》中就已有熨疗法的记载；中医的经典著作《黄帝内经》也有"病生于筋，治之以熨引"的论述，并载有药熨方专治寒痹；古代名医扁鹊巧用熨法救治虢太子厥的故事至今仍然是人们争相传颂的佳话。历代医家如华佗、葛洪、孙思邈、张从正、李时珍、吴师机等均用过，尤其是吴师机的《理瀹骈文》，创造性地发展了熨法理论并以此通治全身各种病证。该法具有简、便、廉、验、捷等特点，是一种颇具特色的既古老又新兴的外治方法。

(三)原理、作用及分类

1.原理与作用

利用热力和药力的联合作用是热熨法的治疗原理。首先,药物的温热作用刺激局部组织,局部血管扩张,血流加快而改善周围组织的营养,某些刺激性较强的药物能强烈刺激腧穴,通过神经反射激发机体的调节作用,使机体产生某些抗体,从而提高机体的免疫力;其次,利用药物的温热性能和外加热力,刺激局部经络穴位,可达到温通经络、行气活血和祛湿散寒的功效;通过对经络的调整,达到补虚泻实,促进阴阳平衡,起防病保健的作用。此外,药物通过皮下组织,在局部产生药物浓度的相对优势,从而发挥较强的药理作用。

2.热熨法的分类及常用方法

(1)按所用的材料分类。常用的热熨法有:中药熨法、盐熨法、铁屑加醋热熨法、坎离砂热熨法、麦麸熨法、蚕砂熨法、葱熨法、砖熨法、瓶熨法等。

(2)按操作的方式分类。热熨法技术常用的方式有"干、湿"两种:①干热熨法。干热熨法是用热水袋热敷的方法。将 60℃ ~ 70℃ 的热水灌满热水袋容量的 2/3,排出气体,旋紧袋口(注意不要漏水),将热水袋装入布套或用布包好敷于患部,一般每次热敷 20 ~ 30 分钟,每日 3 ~ 4 次。如无热水袋,亦可用金属水壶(用毛巾包好),或用炒热的食盐、米或沙子装入布袋来代替。②湿热熨法。根据病情选择适当的方剂,将中草药置于布袋内,放入锅中加热煮沸或蒸 20 余分钟。把两块小毛巾、纱布趁热浸在药液内,轮流取出并拧半干,用自己的手腕掌侧测试其温度是否适当(或水温计测温),上面再盖以棉垫,以免热气散失,大约每 5 分钟更换一次,总计 20 ~ 30 分钟。每日敷 3 ~ 4 次。亦可将药袋从锅中取出,滤水片刻,然后将药袋放在治疗的部位上。

二、适应证与禁忌证

(一)适应证

热熨法适用于风湿痹证引起的关节冷痛、酸胀、沉重、麻木;跌打损伤等引起的局部瘀血、肿痛;扭伤引起的腰背不适、行动不便;脾胃虚寒所致的胃脘疼痛、腹冷泄泻、呕吐等症状。

(二)禁忌证

(1)糖尿病、血液病、发热、严重心肝肾功能障碍者慎用。
(2)艾滋病、结核病或其他传染病者慎用。
(3)肢体感觉障碍(例如部分糖尿病患者)者慎用。
(4)局部皮肤有创伤、溃疡、感染或有较严重的皮肤病者。
(5)颜面五官部位慎用。
(6)孕妇腹部、腰骶部以及某些可促进子宫收缩的穴位,如合谷、三阴交等,应禁止中药熨敷,有些药物如麝香等孕妇禁用,以免引起流产。

二、操作流程与注意事项

(一)具体操作步骤及注意事项

热熨法操作视频

按护理评估、计划、实施程序进行,具体见表5-2。

表5-2　热熨法操作流程与注意事项

环节	步骤	具体内容	注意事项
核对医嘱	1	核对医嘱和患者信息	①孕妇腹部及腰骶部、大血管处、皮肤破损及炎症、局部感觉障碍处忌用。②操作过程中应保持药袋温度,温度过低则需及时更换或加热。③热熨温度适宜,一般保持50℃~60℃,不宜超过70℃,年老、婴幼儿及感觉障碍者,药熨温度不宜超过50℃。操作中注意保暖。④热熨过程中应随时听取患者对温度的感受,观察皮肤颜色变化,一旦出现水疱或烫伤时应立即停止,并给予适当处理
评估	1	患者是否稳定,是否愿意接受该疗法	
	2	主要症状、既往史及药物过敏史、是否妊娠,热熨部位的皮肤情况、对热及疼痛的耐受程度等	
告知	1	中药热熨法的作用、简单的操作方法、时间,出现红肿、丘疹、瘙痒、水泡等情况,及时告知护士。嘱患者排空二便	
物品准备	1	治疗盘、遵医嘱准备药物及器具、凡士林、棉签、纱布袋2个、大毛巾、纱布或纸巾,必要时备屏风、毛毯、温度计等	
实施	1	备齐用物,携至床旁。核对患者,做好解释	
	2	协助患者取舒适体位,暴露热熨局部皮肤,注意保暖,必要时屏风遮挡患者	
	3	先用棉签在药熨部位涂一层凡士林,将药袋放到患处或相应穴位处用力来回推熨,以患者能耐受为宜。力量要均匀,开始时用力要轻,速度可稍快,随着药袋温度降低,力量可增大,同时速度减慢。药袋温度过低时,及时更换药袋或加温	
	4	观察局部皮肤的颜色情况,询问患者对温度的感受,若出现水疱,立即停止操作,报告医生,及时处理	
	5	擦干净局部皮肤,协助患者着衣,安排舒适体位,整理床单,整理用物	
	6	记录治疗时间、部位、温度及局部皮肤情况	

(二)热熨法操作流程图

热熨法操作流程见图 5 - 2。

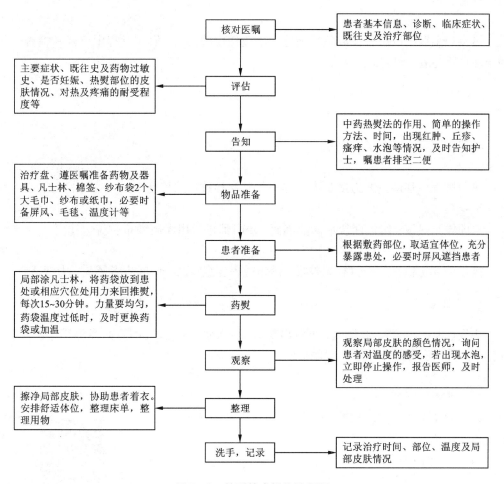

图 5 - 2 热熨技术操作流程图

核对医嘱 → 患者基本信息、诊断、临床症状、既往史及治疗部位

主要症状、既往史及药物过敏史、是否妊娠、热熨部位的皮肤情况、对热及疼痛的耐受程度等 → 评估

告知 → 中药热熨法的作用、简单的操作方法、时间,出现红肿、丘疹、瘙痒、水泡等情况,及时告知护士,嘱患者排空二便

治疗盘、遵医嘱准备药物及器具、凡士林、棉签、纱布袋2个、大毛巾、纱布或纸巾,必要时备屏风、毛毯、温度计等 → 物品准备

患者准备 → 根据敷药部位,取适宜体位,充分暴露患处,必要时屏风遮挡患者

局部涂凡士林,将药袋放到患处或相应穴位处用力来回推熨,每次15~30分钟,力量要均匀,药袋温度过低时,及时更换药袋或加温 → 药熨

观察 → 观察局部皮肤的颜色情况,询问患者对温度的感受,若出现水泡,立即停止操作,报告医师,及时处理

擦净局部皮肤,协助患者着衣。安排舒适体位,整理床单,整理用物 → 整理

洗手,记录 → 记录治疗时间、部位、温度及局部皮肤情况

三、常见不良反应与处理

(一)烫伤

1. 临床表现

热熨部位皮肤发红、疼痛,甚至出现水泡。

2. 原因

热熨包温度过高或者在同一部位停留时间过长而未及时移动。

3. 处理

用流动清水持续冲洗降温,大约20分钟,水流力量不宜过大,尽量保持水泡皮肤的完整性；局部冷敷止痛；用消毒凡士林纱布敷盖，保持局部皮肤无菌状态，预防感染。小水泡可等待自行吸收，大水泡者可在局部皮肤消毒后，确保在无菌状态下将水泡内液体抽出，局部涂抹四环素软膏或者烫伤膏，再用消毒凡士林纱布敷盖。一旦出现烫伤，立即停止热熨。

4.预防

热熨包温度应以患者有温热舒适感而不烫伤皮肤为度，操作过程中要经常检查熨物的温度是否适宜，熨包是否破漏。

(二)擦伤

1.临床表现

局部皮肤疼痛、发红、损伤甚至出血。

2.原因

热熨过程中移动按摩力度过大或热熨包破漏导致皮肤擦伤。

3.处理

立即停止热熨，用生理盐水清洁创面，碘酊消毒后用无菌纱布敷盖包扎。

4.预防

操作前注意检查热熨包有无破损，操作过程注意观察，询问患者感受，力度适宜。

(三)其他

头痛、头晕、心悸、心慌时，患者出现头痛、头晕、恶心、心悸、心慌等感觉，立即停止热熨，协助患者卧床休息，注意保暖。

四、深度阅读

以下简单介绍一些临床常用于不同病证的热熨方及其功能主治和用法。

不同病证热熨方
功能主治及用法

(1)厥脱温阳熨方。

(2)胃脘痛热熨方。

(3)胃下垂升胃饼。

(4)腹痛：①腹痛热熨方Ⅰ；②腹痛热熨方Ⅱ；③腹痛热熨方Ⅲ。

(5)臌胀：①臌胀热熨方；②臌胀壶熨方。

(6)呃逆热熨方。

(7)胁痛：①胁痛热熨方Ⅰ；②胁痛热熨方Ⅱ；③胁痛壶熨方。

(8)水肿酒糟热熨方。

(9)面神经炎面痛热熨方。

(10)硬皮病楝子花椒热熨方。

(11)狐臭：①山芋热熨方；②蒸饼热熨方。

(12)月经不调调经热熨方。

（13）闭经通经热熨方。

（14）痛经热熨方。

（15）牙痛热熨方。

（16）冻疮解冻祛疮液。

（17）丹毒乳没醋调散。

五、学习测验

学习测验客观题　　学习测验主观题

第三节　中药湿热敷法

预习案例

邓某，女，13 岁。患者自诉 1 周前有龋齿牙痛史，3 天前左颈部结块、肿痛，活动及吞咽时加剧，伴恶寒发热，头痛口渴，于 2018 年 3 月 10 日入院。查体：T 39℃，皮肤红热，触痛明显，结节质硬，大小约 5 cm×6 cm；舌质红，苔黄厚，脉浮数。血常规：白细胞计数 12.0×10^9/L，中性粒细胞计数 80.1%。诊断：颈痈（火毒凝结证）。中药给予金银花露调配金黄散湿热敷，2 次/天。

思考

1. 为何可以给予患者湿热敷？

2. 湿热敷时要注意什么？

中药湿热敷法源远流长，与干热敷法统称为热敷法，古代又称为熨法，是具有明显中医特色的治疗与护理手段之一，在高血压病、中风、颈腰椎骨关节病、软组织损失及各种痛证的治疗中占有重要的位置。

一、概述

(一)定义

中药湿热敷技术是将中药煎汤或用其他溶媒浸泡，根据治疗需要选择常温或加热，将中药浸泡的敷料敷于患处，通过疏通气机、调节气血、平衡阴阳，达到疏通腠理、清热解毒、消肿止痛的一种操作方法。

常用药物：当归、红花、黄连、黄柏、黄芩、桂枝、花椒、姜黄等。

(二)技术原理

(1)湿热敷利用药物及纱布(或者热敷导子)中药热敷，通过经络血脉信息传递，并利用不同药物的性味作用，由经脉入脏腑，输布全身，直达病所。

(2)湿热敷利用适宜温度刺激，使局部血管扩张，促进血液循环，解除局部肿胀，促进伤口愈合。

(3)湿热敷能解除肌肉痉挛，加速炎症反应，促进化脓。

(4)湿热的刺激还能降低痛觉神经的兴奋性，改善血液循环，减轻炎性水肿及组织缺氧，加速致痛物质的代谢，从而达到止痛的目的。

二、适应证与禁忌证

(一)适应证

适用于软组织损伤，骨折愈合后肢体功能障碍，肩、颈、腰腿疼痛，膝关节痛，类风湿关节炎，强直性脊柱炎等。

(二)禁忌证

婴幼儿、老年人、感觉障碍、昏迷、意识不清、表皮剥脱者、疮疡肿胀迅速扩散期、大疱性皮肤病等患者。

三、操作流程与注意事项

(一)具体操作步骤及注意事项

遵医嘱，我们按护理评估、计划、实施程序进行，具体操作流程及注意事项见表5-3。

湿热敷操作视频

表 5 −3　中药湿热敷操作流程与注意事项

环节	步骤	具体内容	注意事项
核对医嘱	1	核对患者基本信息、诊断、临床症状及操作部位	①婴幼儿、老年人、感觉障碍、昏迷、意识不清、表皮剥脱者、疮疡肿胀迅速扩散期、大疱性皮肤病等患者不宜进行湿热敷。②遵医嘱配置药物剂量，注意配伍禁忌。③严格执行"三查七对"及无菌操作规程。④充分暴露湿敷部位的皮肤，注意保暖，保护患者隐私。⑤保持纱布潮湿，纱布湿度以不滴水为宜。⑥湿敷时间一般为 15 ～20 分钟，药液温度适宜，以防烫伤或受凉。⑦保持创面清洁，湿敷前先清洗创面上的脓液或渗液
评估	1	环境：病室舒适、整洁、安全、温湿度适宜	
	2	主要症状、既往史、药物过敏史	
	3	湿敷部位皮肤情况及有无知觉障碍	
	4	心理状况、二便情况	
告知	1	目的、方法及可能出现的不良反应。嘱患者排空二便	
	2	局部皮肤可能出现新发皮疹或原有皮疹面积增大、颜色加深等症状，或出现红、痒、刺痛等不适症状，勿自行处理，及时报告医务人员	
物品准备	1	一次性治疗巾、治疗盘、弯盘、水温计、中药汤剂、治疗碗（盛药液）、无菌换药镊、无菌纱布块，必要时备屏风	
实施	1	备齐用物，携至床旁。再次核对患者，做好解释	
	2	协助患者取合理体位，在湿敷部位铺一次性治疗巾，暴露湿敷部位并观察局部皮肤，注意保暖	
	3	遵医嘱准备药液，将药液倒入治疗碗，测试温度，将纱布块浸于38℃～43℃药液中	
	4	用无菌换药镊夹住纱布的两端，拧至不滴水为度，敷于患处	
	5	操作过程中询问患者感觉，观察湿敷部位皮肤情况及敷料的湿度	
	6	操作后，取无菌纱布擦干皮肤上的药液	
	7	协助患者着装，取舒适体位，整理床单	
	8	健康教育	

(二)湿热敷操作流程图

湿热敷操作流程见图 5-3。

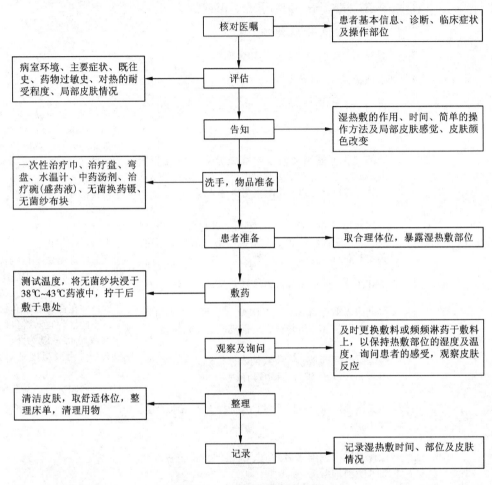

图 5-3 中药湿热敷操作流程

四、常见不良反应与处理

中药湿热敷的常见不良反应有感冒、烫伤、局部过敏等。

(一)感冒

1. 临床表现

鼻塞、流清涕、发热、舌淡苔白,脉浮。

2. 原因

热敷治疗后,治疗部位汗出及全身不同程度汗出,皮肤腠理疏松,汗孔开放,卫外不固，使外邪有机可乘。治疗完毕后，即刻下床活动或者外出，使机体感受外邪机会增加。

3. 处理

嘱患者多饮温开水或热饮品，辨证治疗。

4. 预防

治疗时注意加强保暖，衣被不可过厚。治疗完毕，汗出身凉才可下床，衣被潮湿要及时更换。治疗时不可当风，暴露部位不可太大，尽量缩短更换毛巾时暴露机体的时间。

（二）烫伤

1. 临床表现

治疗部位皮肤出现弥漫性红斑，12 小时内未褪，或者出现水疱。

2. 原因

治疗部位对热反应敏感或治疗时操作不当。

3. 处理

首先立即停止湿热敷，用凉水冲洗或浸泡患处，如果为 I 度烫伤，注意保持局部清洁，创面使用烫伤膏涂抹即可。如果出现比较小的水泡，也不需要挑破，表面同样可以涂抹烧伤膏后，使用纱布包扎保护。如果水泡比较大，应在严密消毒的情况下，排空水泡内液体，然后使用纱布覆盖包扎好，保护创面。

4. 预防

加强巡视与宣教，交代患者湿热敷过程中如果感到烫热，可揭开一角散热。皮肤脂肪薄弱部位，敷治时间不宜过长，温度不宜过高。治疗时入睡患者，每次更换毛巾注意唤醒患者询问治疗反应，查看皮肤情况。对热敏感的患者，在热敷毛巾温度稍低的情况下，可在治疗部位先涂凡士林，用纱布覆盖，再进行热敷治疗。

（三）过敏

1. 临床表现

治疗部位皮肤出现红斑丘疹，瘙痒感。

2. 原因

热敷所用中草药毒性较大，长时间煎煮导致药物成分改变或患者个体为高敏体质。

3. 处理

交代患者不要过分紧张和焦虑，暂停治疗即可恢复，皮肤瘙痒严重者，可局部外涂维肤膏。

4. 预防

优化湿热敷药物配伍，改良剂型，了解患者对外治药物的过敏情况，治疗时严密观察，如有异常立即停止治疗，上报医生处理。

五、深度阅读

与中药湿热敷类似的技术还有热灌注化疗法，热灌注化疗是化疗和热疗结合应用于治疗肿瘤的一种新疗法。其原理是利用物理能量加热热效应好的化疗药物，灌注到肿瘤部位，使肿瘤组织温度上升到有效治疗温度，并维持一定时间，利用正常组织和肿瘤细胞对温度耐受能力的差异，达到既能使肿瘤细胞凋亡、又不损伤正常组织的治疗目的。

热灌注化疗使热疗与化疗灌注药物产生有机的互补作用，增加患者对化疗的敏感性。热灌注化疗能够更有效地杀伤恶性肿瘤细胞，提高患者的生存质量，延长患者的生命，同时又减轻放疗和化疗所产生的不良反应，因而被国际医学界称为"绿色疗法"。热灌注化疗是当前肿瘤热疗和热化疗最主要、最有效的应用方式。

六、学习测验

学习测验客观题　　学习测验主观题

第四节　中药熏洗法

预习案例

> 　　王某，男，50岁。因肛门反复肿物脱出并便血10年，于2017年7月1日入院。患者因10年前过食辛辣刺激之品后出现便血，色鲜红，量少，伴肛门异物脱出，可自行回纳，未做任何治疗。上述症状每因进食辛辣刺激之品后反复发作，且渐加重至便血，色鲜红，量多，伴有肛门异物排出，用手方可回纳。患者面色少华，神疲乏力，气少懒言，舌淡胖，苔薄白，脉弱。体格检查：T 36.8℃，P 82次/分钟，R 19次/分钟，Bp 125/76 mmHg。诊断为内外痔（脾虚气陷型）。中药熏洗每日两次。
>
> 　　**思考**
> 　　1. 为何给予患者中药熏洗？
> 　　2. 中药熏洗时应该注意什么？

中医熏洗疗法是外伤科常用的治疗方法，早在《五十二病方》就有记载，外伤疾病有用以外敷的药剂，有煎汤外洗的洗剂，有燃烧熏治的熏剂，有蒸葱熨治的熨剂以及灸剂。《黄帝内经》中也有"热汤洗浴""烫熨"和"浴法"的记载，如《素问·阴阳应象大论》中说："其有邪者，渍形以为汗"。热敷熏洗古称"淋拓""淋渫""淋洗""淋浴"。新中国成立后，随着科学技术的日新月异，中药熏洗无论在理论方面还是在实践方面均有相应发展，逐渐广泛应用于休闲保健、康复疗养和临床治疗疾病等诸多方面。

一、概述

（一）定义

中药熏洗法是将中草药煎汤煮沸后，先利用药液的蒸汽熏蒸，待药液渐温后再用药液淋洗、浸浴患处部位，以达到疏通腠理、畅通气血、协调脏腑功能、祛风除湿、清热解毒、杀虫止痒和扶正祛邪等目的的一种中医操作技术。

需要根据患者病证辨证给予合适药物。常用药物：桂枝、红花、蛇床子、威灵仙、苦参、黄柏等。

（二）技术原理

1. 直接作用

熏洗时药物通过皮肤孔窍、腧穴等部位，深入腠理、脏腑各部位，直接吸收，输布全身，以发挥其药理作用。

2. 间接作用

间接作用是指除了药物之外，温热刺激、机械物理等对局部的刺激，通过经络系统的调节而起到纠正脏腑、阴阳、气血的偏盛偏衰，补虚泻实和扶正祛邪等作用。

（1）皮肤在热效应的刺激下，疏通腠理、舒经活络、放松肌肉，消除疲劳。

（2）毛细血管扩张，行气活血，促进血液循环和淋巴循环，改善周围组织的营养状况，同时排废排毒，使得机体气血畅通，代谢平衡，改善亚健康。

（3）热效应温通解凝，能促进血瘀和水肿的消散。

（4）热是致病因子"风、寒、湿"的克星，能有效排除体内的"风、寒、湿"邪，对因"风、寒、湿"邪引起的疾病，热疗能有非常明显的效果。

（5）人体的肾，女性的卵巢、子宫，是喜温恶寒的器官，热效应作用下，这些器官的血液循环加快，活性增强，能调节并维持这些器官功能的正常发挥。

二、适应证与禁忌证

（一）适应证

熏洗法主要用于治疗体表急性炎症及风湿肿痛等病证。

（1）周围血管疾病：脉管炎、糖尿病肢体血管病变等。

（2）骨科疾病：软组织损伤、骨折恢复期等。

（3）皮肤疾病：疖、痈、带状疱疹、湿疹等。

（4）内科疾病：失眠等。

（5）眼科疾病：急性结膜炎、麦粒肿等。

（6）肛肠疾病：痔疮、肛门瘙痒。

（7）男性疾病：阴囊湿疹、前列腺炎、阳痿等。

（二）禁忌证

（1）急性传染病、严重心脏病、严重高血压病等，忌全身熏洗。

（2）危重外科疾病，严重化脓感染性疾病，需要进行抢救者，忌用熏洗。

（3）慢性肢体动脉闭塞性疾病，严重肢体缺血，发生肢体干性坏疽者，禁止使用中高温（超过38℃）熏洗。

（4）饱食、饥饿、过度疲劳时，不宜熏洗。

（5）饭前饭后半小时内，不宜熏洗。

（6）妇女妊娠和月经期间，不宜坐浴或阴道熏洗。

三、操作流程与注意事项

（一）具体操作步骤及注意事项

中药熏洗需要医嘱才可以执行，医嘱开出后，我们按护理评估、计划、实施程序进行，具体见表5-4。

中药熏洗法操作视频

表5-4　中药熏洗法操作流程与注意事项

环节	步骤	具体内容	注意事项
核对医嘱	1	核对患者基本信息、诊断、临床症状及部位	①急性传染病、严重心脏病、严重高血压病等，忌全身熏洗。②妇女妊娠和月经期间，不宜坐浴或阴道熏洗。③室内温度保持在20℃～22℃为宜，注意保暖，保护患者隐私。④遵医嘱配置药物剂量，注意配伍禁忌。⑤熏蒸的温度不宜过热，一般为50℃～70℃，老年人、儿童等反应较差者不宜超过50℃。浸洗温度宜在35℃～40℃，不宜过凉，以免降低治疗效果。
评估	1	环境：病室舒适、整洁、安全、温湿度适宜	
	2	主要症状、既往史、药物过敏史，是否哺乳、妊娠、月经期等	
	3	熏洗部位皮肤情况	
	4	心理状况、二便情况	
告知	1	目的、方法及可能出现的不良反应。嘱患者排空二便	
	2	熏洗后及时擦干汗液，皮肤微红属于正常现象，宜休息30分钟再外出，以防感冒	
物品准备	1	一次性治疗巾、治疗盘、熏洗盆、水温计、中药汤剂、橡胶单、治疗巾、软枕、小毛巾、大浴巾、无菌换药镊、无菌纱布块、备屏风（根据熏洗部位选用以上物品）	

环节	步骤	具体内容	注意事项
实施	1	备齐用物,携至床旁。再次核对患者,做好解释	⑥伤口部位进行熏洗时,按照无菌要求对伤口先进行无菌技术操作处理,再熏洗;包扎部位熏洗时应揭去原敷料,熏洗完毕后及时在无菌操作下更换敷料。 ⑦根据熏洗的部位选择不同的物品,如外阴部疾病取坐浴盆,眼部疾病则可在治疗碗内盛有熏洗药液,上盖有孔纱布,患眼对准小孔接受熏洗。 ⑧所用物品清洁消毒,用具一人一份,避免交叉感染
	2	测量药液温度50℃~70℃,将药液倒入熏洗盆内	
	3	根据熏洗部位,协助患者取合理体位,暴露熏洗部位,注意保暖,必要时屏风遮挡	
	4	先用药液熏洗,熏洗盆上盖上大浴巾	
	5	待药液温度降至40℃以下时,再用小毛巾浸湿药液淋洗局部,如有伤口时,淋洗时要注意保护好伤口,熏洗完后及时换药	
	6	熏洗过程中,应密切观察患者的神情变化,询问患者有无不适,如有异常,应立即停止熏洗,并通知医生协助处理	
	7	熏洗后用大浴巾擦干局部皮肤,并观察局部皮肤有无烫伤、过敏、破溃	
	8	协助患者着装,取舒适体位,整理床单	
	9	健康教育	

(三)中药熏洗法流程图

中药熏洗法流程见图 5 - 4。

四、常见不良反应与处理

中药熏洗的常见不良反应为烫伤、局部过敏等。

(一)烫伤

同中药湿热敷法。

(二)过敏

1. 临床表现

中药熏洗后皮肤出现潮红、瘙痒、疼痛。

2. 原因

熏洗所用中草药毒性较大,长时间煎煮导致药物成分改变或患者个体为高敏体质。

3. 处理

立即停止治疗,保持过敏皮肤的干燥、清洁、透气,皮肤瘙痒严重者,可给予抗过敏治疗和外用止痒剂治疗。

4. 预防

优化熏洗药物配伍,改良剂型,了解患者对外治药物的过敏情况,熏洗治疗时严密观察,如有异常立即停止治疗,上报医生处理。

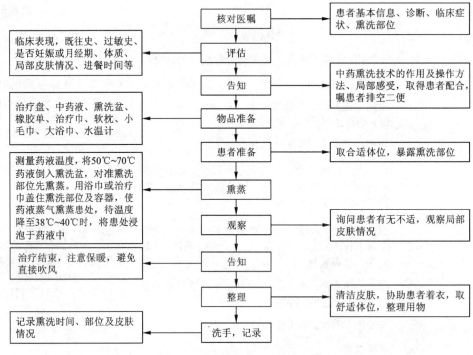

图 5 - 4　中药熏洗技术操作流程

五、深度阅读

与中药熏洗类似的是中医技术烟熏法。烟熏法是用一定的药物燃烧后产生的烟气上熏，借助药力和热力，达到杀虫灭菌、止痛、止痒、驱除秽浊恶气的一种治疗方法。烟熏法是利用药烟的渗透性和皮肤的吸收功能，通过热力与药力联合作用于肌表，内传经络脏腑，达到祛邪扶正，疏通气机，调理脏腑，以及杀菌止痒、清热解毒的目的，本法不仅用于某些皮肤病、外科疮疡肿毒等的治疗，而且常用于空气消毒。含有药性的烟气熏病灶，刺激体表局部，使局部血管扩张，血流加快而改善周围组织的营养，起到抗炎消肿的作用；药物作用于局部，通过神经反射激发机体自身的调节作用，使机体产生某些抗体，从而提高机体的免疫力；此外，利用药物的温热性能，可达到温通经络，行气活血，祛湿散寒的功效。通过对经络的调整，达到补虚泻实、促进阴阳平衡、防病保健的作用。

六、学习测验

学习测验客观题　　　学习测验主观题

> **课程思政**
>
> 　　中药熏洗法因操作简单、安全、有效，社区居民接受程度高，深受基层老百姓的喜爱，护理人员要学以致用，积极参加技能培训、志愿服务、卫生下乡等活动，全心全意为人民服务，只有以为人民服务为核心内容的人生观，才是科学高尚的人生观，才值得终生尊奉和践行。

第五节　中药火疗法

预习案例

> 　　赵某，男，64 岁。入院诊断：腰椎间盘突出症（腰痛、瘀血证）。患者腰部僵硬、疼痛 2 年余，痛处固定，夜间尤甚。遵医嘱给予中药火疗。
>
> 　　**思考**
> 　　1. 中药火疗的适应证有哪些？
> 　　2. 火疗时要注意什么？

　　火疗作为火灸法的一种，在宋代就有记载："以火燃遍全身，焰高三尺，后施以药帖，病愈，奔而去。"

一、概述

（一）定义

　　火疗是火灸疗法的简称，是通过在人体上燃火，对机体进行理疗，从而达到祛病、健身、养生、美容、减肥的功效，最终可使人体恢复阴阳平衡的协调状态，恢复健康。

　　其方法是用湿毛巾放在患处，然后均匀喷洒上乙醇，将乙醇点燃后几秒扑灭，也可根据病情选择一些配伍好的中药涂在患处皮肤上，利用乙醇燃烧的热力和空气对流的物力原理，直接刺激体表经络穴位或病灶，通过经络传导作用于五脏六腑，进而调整机体阴阳气血。

（二）技术原理及功效

1.技术原理

　　"热"和"药"相互影响共同作用于机体产生协同增效作用。

　　（1）火疗的作用部位主要是经络和穴位。在火疗加热条件下，热发药性，引药入体，药助热势，协同发挥治疗作用，因而疗效独特。

（2）双重作用：①热是一种物理因子，火疗过程的热效应是由不断产生的热药蒸汽以对流和传导方式直接作用于人体。火疗时，丰富的热能和大量药物持续作用于人体，从而产生一系列生理、药理效应。②火疗产生的热能与对症使用的药物产生协同作用，当全身燃烧时，火疗液里的药物成分会通过皮肤进入机体。由表皮渗透到真皮、皮下组织、肌肉、骨骼等组织器官中。

2. 火疗的功效

中医火疗的独特功效主要表现在：疏通经络，调和营卫，调节气血，平衡阴阳。

（1）调和营卫，燮理阴阳：人体阴阳的偏盛偏衰是疾病发生、发展的根本原因。对于少言懒语、唇甲无华、腰膝酸软、肢冷畏寒等气血阴阳虚弱症，运用火疗技术的补虚作用，补其不足，可达到调和营卫、燮理阴阳的功效。

（2）温通经络，祛风散寒：寒邪侵袭人体，可出现形寒肢冷、寒湿痹痛、腹痛便溏等偏于寒盛之症，火疗法通过加热与火疗液双重治疗作用，热、药同达病灶，可温通经络、祛风散寒。

（3）行气活血，消瘀散结：气得热则行，血得寒则凝，气行血则行，气滞血则凝，凝而不散，瘀阻脉络，易形成不通则痛，甚至肿大畸形。火疗通过温热刺激，可行气活血，消肿散结，止痛除癥。

（三）点火、灭火手法

（1）顺经络点火、灭火法：顺着经络循行的方向，在温湿毛巾上点火、灭火。
（2）逆经络点火、灭火法：逆着经络循行的方向，在温湿毛巾上点火、灭火。

（四）补泻手法

（1）迎随补泻法：顺经络点火、灭火为补法；逆经络点火、灭火为泻法。
（2）轻重补泻法：弱刺激为补法；强刺激为泻法。
（3）时间补法：长时间为补法；短时间为泻法。

（五）刺激强度、时间

（1）刺激强度：每次喷洒乙醇 20 mL 为轻度刺激，25 mL 为中度刺激，30 mL 为重度刺激。
（2）刺激时间：治疗时间越长，则刺激就越长；治疗时间越短，则刺激就越弱。

二、适应证与禁忌证

（一）适应证

（1）虚寒症：感冒、咳嗽、喘症、腹痛、胃痛、泄泻、便秘、尿失禁、子宫脱垂、产后症等。
（2）瘀血症：月经不调、痛经、头痛、失眠、中风偏瘫、肩凝痛、腰痛等。

（二）禁忌证

（1）发热、全身水肿、出血性疾病和血液病。
（2）严重心血管疾病、肾功能不全和癌症。
（3）皮肤病患者，对乙醇、药物过敏者。
（4）女性月经期、妊娠期。
（5）实证、阴虚证患者。

三、操作流程与注意事项

（一）具体操作步骤及注意事项

具体操作步骤及注意事项见表 5-5。

火疗法操作视频

表 5-5　中药火疗法操作流程与注意事项

环节	步骤	具体内容	注意事项
核对医嘱	1	核对患者信息	①向患者详细说明治疗过程及方法，取得患者配合。②注意防火安全，治疗场所具备必备的消防设施③遵医嘱选取相应火疗药液
评估	1	患者的临床表现、既往史、凝血功能、过敏史	
	2	治疗部位皮肤情况及对热的耐受度	
	3	女性是否在妊娠期或月经期	
	4	用火安全，保护患者隐私	
告知	1	（1）术前患者需排空膀胱，术中或术后可补饮温开水300~500 mL，忌饮生冷。（2）乙醇点燃后室内可闻及乙醇气味，嘱患者不必紧张。（3）治疗过程中局部皮肤产生灼热感属正常现象，但有灼痛感时应立即告知护士停止治疗，给予相应措施。（4）局部皮肤出现潮红，属正常现象，可自行消退	
物品准备	1	小盆 2 个、治疗碗、火疗药液、纱布数块、温水（55℃左右）、深色毛巾（纯棉）数条、喷洒壶（内装 95% 乙醇溶液）、镊子 2 把、打火机、防火毯、弯盘、手消毒剂	

续表 5 - 5

环节	步骤	具体内容	注意事项
实施	1	操作环境安静、整洁、温度适宜、用火安全。携用物至患者床旁，告知操作目的及注意事项	④操作过程中注意保护并避开患者眼、口、鼻、外生殖器、女性乳房等部位。⑤使用深色毛巾，以便观察乙醇溶液的量及均匀度。⑥火疗后患者出现疲乏、嗜睡、口干属于正常现象
	2	协助患者取舒适体位，暴露操作部位，铺防火毯，注意保暖	
	3	选择与操作部位大小合适的毛巾及纱布，将纱布放入火疗药液中充分浸湿，将 3 条毛巾放入温水中浸湿	
	4	用纱布清洁局部皮肤，用干毛巾铺于操作部位周围，建立防火区，确认周围无易燃物品。将中药浸泡后的纱布拧至不滴液为宜，铺于操作部位	
	5	在纱布上覆盖一层干毛巾，将两层湿润的毛巾平铺在干毛巾上。根据补泻手法的不同，在湿毛巾中心及周围均匀喷洒适量乙醇，周边留取 2～4 cm。依补泻原则，用打火机点燃乙醇，使火迅速燃烧 15～20 秒	
	6	随时询问患者感受，用另一条湿毛巾扑灭火源，停留 10 秒后，辨证选取穴位，双手同步点压，根据患者体质、年龄、部位、耐热程度，可反复多次点火及按压	⑦点火 15～20 秒后灭火，灭火约 10 秒后打开灭火毛巾，补洒乙醇溶液再点火、灭火，反复数次，至火势均匀、较盛、呈蓝色或有火苗为止
	7	火疗结束，护士应快速拿去毛巾，并为患者加盖保暖衣被	⑧治疗结束后，嘱患者注意保暖，勿使施灸部位暴露，配合饮用 200 mL 温开水更佳
	8	整理床单，保持环境整洁，协助患者穿衣，取舒适体位，注意保暖	
	9	整理用物，洗手，记录	

（三）火疗法流程图

火疗法流程见图 5 - 5。

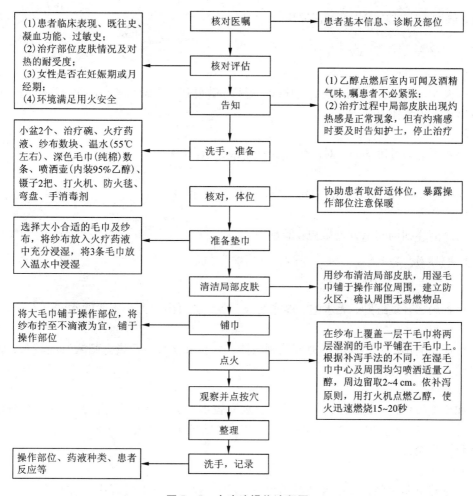

图 5 − 5 火疗法操作流程图

核对医嘱 → 患者基本信息、诊断及部位

(1)患者临床表现、既往史、凝血功能、过敏史；(2)治疗部位皮肤情况及对热的耐受度；(3)女性是否在妊娠期或月经期；(4)环境满足用火安全 ← **核对评估**

告知 → (1)乙醇点燃后室内可闻及酒精气味，嘱患者不必紧张；(2)治疗过程中局部皮肤出现灼热感是正常现象，但有灼痛感时要及时告知护士，停止治疗

小盆2个、治疗碗、火疗药液、纱布数块、温水(55℃左右)、深色毛巾(纯棉)数条、喷洒壶(内装95%乙醇)、镊子2把、打火机、防火毯、弯盘、手消毒剂 ← **洗手，准备**

核对，体位 → 协助患者取舒适体位，暴露操作部位注意保暖

选择大小合适的毛巾及纱布，将纱布放入火疗药液中充分浸湿，将3条毛巾放入温水中浸湿 ← **准备垫巾**

清洁局部皮肤 → 用纱布清洁局部皮肤，用湿毛巾铺于操作部位周围，建立防火区，确认周围无易燃物品

将大毛巾铺于操作部位，将纱布拧至不滴液为宜，铺于操作部位 ← **铺巾**

点火 → 在纱布上覆盖一层干毛巾将两层湿润的毛巾平铺在干毛巾上。根据补泻手法的不同，在湿毛巾中心及周围均匀喷洒适量乙醇，周边留取2~4 cm。依补泻原则，用打火机点燃乙醇，使火迅速燃烧15~20秒

观察并点按穴

整理

操作部位、药液种类、患者反应等 ← **洗手，记录**

四、常见不良反应与处理

(一)热晕厥

1.临床表现

患者在火疗过程中出现头晕、心慌甚至昏倒等现象，称为晕厥。

2.原因

可能由于患者过于紧张、体质虚弱、疲劳或饥饿，因火疗时间较长、温度较高，或过度保暖、通风不畅导致。

3.处理

立即停止操作，微通风，饮用少量温开水，休息片刻即可，若晕厥现象较严重，可采取掐人中、拿肩井、拿合谷、按涌泉等方法，也可配合针刺。

4.预防

向患者做好解释，消除其对火疗的恐惧，患者空腹时不宜操作。对初次接受火疗的

患者，热度不宜过高，时间不宜过长。

（二）过敏

1.临床表现

在火疗过程中，患者出现皮肤瘙痒、湿疹、荨麻疹、头晕、恶心、呕吐和腹泻，少数患者出现过敏性休克。

2.原因

患者可能为过敏体质，对乙醇或火疗药液过敏。

3.处理

立即停止治疗，可给予抗过敏药物，去除过敏原。

4.预防

治疗前详细询问患者过敏史，既往史。

（三）烫伤

1.临床表现

轻者局部轻度红肿、无水泡、疼痛明显，严重者可出现大小不等的水泡。

2.原因

火疗是利用乙醇燃烧的热力直接刺激体表穴位和病灶，若热力刺激时间较长，刺激强度较大，很容易造成烫伤。

3.处理

如不慎烫伤，应立即用流动水冲洗，水泡较小者不必处理，可自行吸收；水泡较大者，用无菌注射器抽吸液体，做好换药工作，预防感染。若发生大面积烫伤，应及时请烧伤科医生会诊。

4.预防

合理建立防火区，操作者应熟练掌握操作流程，在施术过程中动作要稳、准、快。乙醇喷洒要均匀，防止洒落；不可溅到皮肤或衣服上，以免烧伤，随时询问患者的感受，以患者耐受为度。

五、深度阅读

中药火疗时，可根据不同病情选择不同的火疗药液，增强火疗的治疗效果。

火疗药物组成及疗效

六、学习测验

学习测验客观题

学习测验主观题

> **课程思政**
>
> 　　和平与健康是世界人民共同期盼的美好愿景。中医药文化的传播无疑为满足全球人民对疾病预防和治疗的需要提供重要依据。中医国际化将在中国影响力的扩大进程中成为重要内容，这是时代发展的必然，也是世界人民的期盼。

第六节　蜡疗法

预习案例

　　　　何某，男，50岁。入院诊断：膝骨关节炎。患者膝关节疼痛、肿胀及活动障碍1个月余。遵医嘱给予蜡疗法。

　　思考

　　1.蜡疗法可以选用哪些治疗方法？

　　2.蜡疗时要注意什么？

　　蜡疗是温热疗法中常见的一种，因其适应范围广，疗效好，在各种类型的医疗部门，甚至家庭治疗中都可采用。

一、概述

(一)定义

　　蜡疗是指将医用蜡加热熔化后，涂、抹、贴敷或反复浸润于人体体表以治疗疾病的外置方法。

　　蜡疗用的石蜡要求：外观呈白色或黄色半透明无水固体，无杂质，熔点在50℃～60℃(蜡浴时用的石蜡熔点可低些)，pH为中性，不含有水溶性酸碱，含油量不大于0.9%，黏稠性良好。

(二)技术原理

1.中医学作用机理

　　通过大量临床实践证明，该方法具有温经通络、散寒祛湿、活血化瘀、消肿散结、行气止痛、调节脏腑、健脾和胃、祛风除湿、增强免疫力等作用。

2.西医学作用原理

　　(1)温热作用：石蜡涂于人体某一部位后，局部皮肤温度快速升高8℃～12℃，经过一段时间后逐渐下降，但温度下降慢，在60分钟内还可保持一定的温度。治疗时可使局部血管扩张，促进血液循环，使细胞通透性增加，有利于血肿被吸收，并能增强巨噬细胞的吞噬作用，有利于炎症消退。

（2）机械压迫作用：石蜡的固有特性是有良好的可塑性和黏滞性。在冷却过程中石蜡的体积逐渐缩小，治疗时又与皮肤直接接触，对组织产生轻微的挤压，从而促进温度向深部组织传递，呈现一种机械压迫作用。

（3）化学作用：石蜡对机体的化学作用很小。有学者指出在石蜡中加入化学物质或油类物质则能呈现化学作用。如在石蜡中加入维生素、鱼肝油等药物，具有治疗皮肤溃疡、促进创伤修复的作用；向石蜡中加入放射性物质，能使石蜡具有放射治疗作用。

二、适应证与禁忌证

（一）适应证

（1）各种损伤及劳损：挫伤、扭伤、肌肉劳损及关节病变等，如关节强直、挛缩、慢性非特异性关节炎、肩周炎、腱鞘炎和滑囊炎等。

（2）外伤或手术后遗症：瘢痕、粘连、浸润等；愈合不良的伤口或营养性溃疡等。

（3）神经性疼痛：神经炎、周围性面神经麻痹、周围神经病变、神经性皮炎、皮肤硬化症、肌炎和骨髓炎等。

（4）消化道疾病：胃脘痛、腹痛、虚寒泄泻、胃肠神经症、胃炎和胆囊炎等。

（5）妇科疾病：慢性盆腔炎和不孕症等。

（二）禁忌证

（1）局部皮肤感觉障碍、有出血倾向的患者及婴幼儿禁用。

（2）心肾功能衰竭、恶性肿瘤、结核、化脓性感染、伤口渗出未停止的患者禁用。

三、操作流程与注意事项

（一）具体操作步骤及注意事项

具体步骤及注意事项见表 5 - 6。

表 5 - 6　蜡疗操作流程与注意事项

环节	步骤	具体内容	注意事项
核对医嘱	1	核对患者信息、蜡疗的部位	①操作前，熟悉蜡疗的适应证，不清楚病情和病因盲目做蜡疗是危险的，易耽误病情。②用于创面、体腔部位时，都要严格消毒。③患恶性肿瘤、活动性肺结核、高热、感染性皮肤病、甲状腺功能亢进、有出血倾向的患者应禁止蜡疗
评估	1	局部皮肤情况	
	2	患者意识、既往史、当前主要症状、心理状态及配合程度	
	3	环境是否光线充足、温暖、清洁	
告知	1	操作目的、主要步骤、配合要点及相关事项，说明所用蜡的作用及可能产生的副作用，进行安全保护教育	

环节	步骤	具体内容	注意事项
物品准备	1	(1)治疗盘、温度计、绷带、无菌毛刷、棉垫。 (2)蜡饼(蜡盘)的准备:将固体医用石蜡置于加热的容器内加热至熔化(60℃),将玻璃纸置于容器底部,然后将液态蜡盛到容器中定型,蜡表层凝固后备用。 (3)蜡袋的准备:将医用石蜡熔化装入橡皮袋内(50℃~55℃)备用,蜡液占袋装容积的1/3 左右。 (4)蜡液的准备:将医用石蜡熔化到100℃,然后冷却到50℃~60℃备用	
实施	1	备齐用物,携至床旁。再次核对患者,做好解释	
	2	根据不同取穴部位协助患者取舒适、持久的体位	
	3	遵医嘱选取部位及选择蜡疗的种类和方法	
	4	(1)蜡饼疗法:将适量石蜡加热熔化,倒入一盆底铺有胶布的瓷盘内,厚度2~3 cm,待冷却成饼状(50℃左右),连同胶布一同取出,贴敷于患处,也可不在瓷盘中放胶布,直接将蜡倒入盘中,待盘内石蜡冷却成饼后,用刀分离切成适当块状置于患处,保温包扎。每次治疗30 分钟,15 次为一疗程。该方法操作简单、蜡温恒定,适用于大面积的治疗。 (2)蜡袋疗法:这是用袋状容器装蜡代替蜡饼的一种方法。将石蜡熔化后装入橡皮袋内,或将石蜡装入袋内再进行熔化,蜡液应占袋装容积的1/3 左右,待蜡袋表面温度达治疗需要时,即可贴敷于患处。 (3)蜡液涂贴法:将石蜡加热到100℃,经15 分钟消毒后冷却到50℃~60℃,用无菌毛刷向患处涂抹,在涂抹第一层蜡液时,尽量做到厚薄均匀,面积可适当大,以形成保护膜。可涂抹温度稍高一些的石蜡液,不致烫伤皮肤,各层尽快涂抹,厚度达1 cm 为止,最后以保温物品如棉垫包裹。 (4)蜡液浸泡法:将医用石蜡熔化,放入保温器皿中,温度控制在55.5℃~57.5℃为宜,将患部浸入蜡液中,(形成较厚蜡层时开始计算浸入蜡液的时间),15 分钟后抽出,脱去蜡层,每日1~2 次,15 次为一疗程。本方法以四肢为宜。 (5)蜡布贴敷法:用无菌纱布垫浸蘸热蜡液,待冷却至患者能耐受的温度,贴敷于治疗部位,然后用另一块较小的温度在60℃~65℃的高温热蜡布盖在第一块蜡布上,用毛巾、大棉垫等物品保温。每日或隔日1 次,每次30 分钟,15 次为一疗程	④严格执行"三查七对"及无菌操作规程。 ⑤操作过程中随时观察患者的局部及全身情况
	5	操作完毕,协助患者取舒适体位,嘱患者休息30 分钟,清理患者身上及地面的蜡屑	
	6	清理用物,按照消毒隔离原则处理,洗手,观察并记录结果	

（二）蜡疗流程图

蜡疗流程见图 5 - 6。

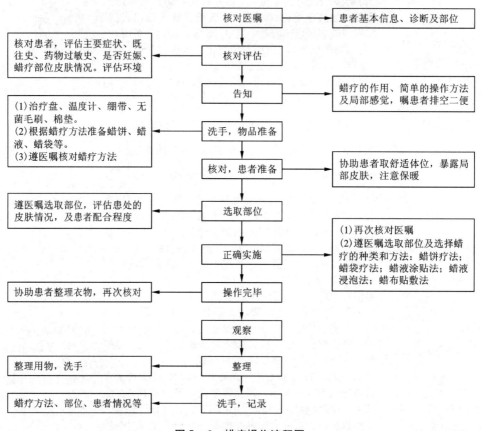

图 5 - 6　蜡疗操作流程图

四、常见不良反应与处理

蜡疗常见不良反应有过敏反应、色素沉着、烫伤等。

（一）过敏反应

1. 临床表现

个别患者治疗后，在治疗部位或全身出现皮疹，患者感到烦躁不安、瘙痒、发热或周身不适。

2. 原因

当蜡质不纯时，有些使用者就会发生过敏反应。

3. 处理

立即停止蜡疗，如有明显的全身症状，并且局部有明显瘙痒、疼痛等，可口服或注射抗过敏药物，如苯海拉明、氯雷他定、氯化钙等；若患者症状轻微，甚至无明显症状时，只需停止蜡疗，无需特殊处理。

（二）色素沉着

1. 临床表现

患者在完成操作后，可发现自己皮肤黝黑，如同夏日"晒黑"一般。

2. 原因

蜡疗过程中的热力使得机体对其产生防御性反应，可防止深部组织过热而被烫伤。

3. 处理

蜡疗后皮肤出现黑色素沉着而并不影响继续接受蜡疗者，可不需要特殊处理，停止蜡疗数日后可自行消退。

五、石蜡的清洁及重复使用

（一）石蜡的清洁

石蜡在反复使用后，会有皮屑、污秽、尘埃等杂物混入其中。降低了蜡的热容量、导热性和可塑性等物理特性，影响治疗效果。因此必须清洁石蜡，一般每周或每月一次。小的熔蜡锅可每日或隔日清理锅底污物一次。清洁石蜡的方法：

1. 沉淀法

将石蜡加热熔化后，放置沉淀，然后将污物除去。

2. 水煎清洁法

加等量水于石蜡内，煮沸30分钟以上，使蜡中杂质溶于水中沉淀于蜡底层，待冷却后将沉淀于蜡底层的污蜡除去。

3. 清洗过滤法

每次治疗的石蜡取下后应立即用急流水冲洗汗液及皮屑杂物。每2~5天可用纱布或细孔筛滤过熔化石蜡。

（二）石蜡的重复使用

重复使用过的石蜡因时间长会变质、脆性增加，影响蜡疗的压缩作用，应加入15%~20%的新石蜡，一般1~3个月加一次，重复使用不超过5~7次，创面溃疡和体腔用的石蜡不重复使用。

六、深度阅读

近年来，随着对蜡疗技术的深入了解和广泛应用，以及其他物理疗法的普及，蜡疗在康复理疗中的应用被不断推广，也越来越被广大患者所接受。因此，将蜡疗与针灸推拿及其他康复理疗技术有机结合及应用，能明显提高临床疗效，具有广阔的前景。

蜡疗在康复理疗中的应用

七、学习测验

学习测验客观题　　学习测验主观题

课程思政

　　蜡疗技术其显著的疗效以及便携的使用方法深受广大患者喜爱。临床工作者在制作材料、使用方式等方面不断优化改进，极大的推动了蜡疗技术的发展，这正是中国匠人精神的体现。匠人精神，是德，是用作品雕刻内心。创新和坚持，这既是新的挑战，也是工匠精神跨时代的传承。

本章小结

　　中医温热技术在临床中得以被广泛应用，本章节主要介绍了护士可以操作的并且较为常用的技术。通过学习火罐疗法、热熨法、中药湿热敷法、中药熏洗法、中药火疗法、蜡疗法，可帮助护士理解掌握中医常用温热技术，提升中医护理技能。

第六章
其他外治技术

其他外治技术PPT课件

学习目标

识记：1. 能准确复述本章所介绍的技术定义。
2. 能正确概述各项技术的注意事项。
3. 能简述各项操作的常见不良反应与处理。
4. 能准确说出各项技术的操作流程。
理解：1. 能比较各项操作的适应证与禁忌证。
2. 能理解深度阅读中的内容。
3. 能概述各项技术的作用及发展史。
运用：能独自操作各项技术；能根据患者的病情选择合适的
中医技术。

　　中医外治法疗效独特、作用迅速、历史悠久，具有简、便、廉、验之特点，包括敷贴、膏药、脐疗、足疗、耳穴疗法、物理疗法等百余种方法。本章重点介绍耳穴压豆法、中药贴敷法、中药冷敷法和中药离子导入法等常用中医外治技术。

第一节 耳穴压豆法

预习案例

　　盛某，男，65 岁。主诉：便秘 4 天。患者既往有便秘史，1 周前患者到外地徒步旅行（沙漠地区），饮食以干粮为主，现出现腹部胀满，口干口臭，大便解不出，心烦，舌质红，苔黄燥，脉滑数。中医诊断为"便秘"，西医诊断为"功能性便秘"。医嘱予以耳穴压豆法治疗。患者每日自行按压数次，每次 1 ~ 2 分钟。贴压后保持 3 ~ 7 日。

　　思考

　　1. 本病的耳穴压豆可以选用哪些穴位？

　　2. 耳穴压豆时有哪些注意事项？

　　耳穴疗法最早见于我国现存的第一部医学经典《黄帝内经》中，现代临床实践中，医学工作者提出了"耳全息"的思想，提出耳穴的大致图形如一个倒置的胎儿。

一、概述

（一）定义

　　耳穴压豆是采用王不留行籽或莱菔籽等丸状物贴压于耳郭上的穴位或反应点，以疏通经络和调整脏腑气血功能，促进机体的阴阳平衡，从而防治疾病，改善症状目的的一种操作方法。

（二）技术原理

　　耳穴就是分布于耳郭上的腧穴，也叫反应点、刺激点。当人体内脏或躯体有病时，往往会在耳郭的一定部位出现局部反应，如压痛、结节、变色等。这一现象可以作为诊断疾病的参考，或刺激这些反应点（耳穴）来防治疾病。耳与脏腑经络有着密切的关系。各脏腑组织在耳郭均有相应的反应区（耳穴），刺激耳穴，对相应的脏腑有一定的调治作用。

（三）作用

　　具有宣肺止咳、健脾开胃、补益肝肾、清心除烦、清热定惊、行气活血、调节神经平衡、镇静止痛、脱敏止痒、疏通经络的作用。

（四）特点

（1）安全，不良反应少，不易引起耳软骨膜炎。

（2）适应证广。尤其适用于慢性病、老人、小儿、惧痛的患者。

（3）不受条件限制，便于持续刺激，患者可不定时地按压贴敷处以加强刺激。

二、适应证与禁忌证

（一）适应证

适用于减轻各种疾病及手术所致的疼痛、失眠、焦虑、眩晕、便秘、腹泻等症状。

（二）禁忌证

（1）耳郭局部有炎症、冻疮或表面皮肤有溃破者不宜进行耳穴压豆。

（2）有习惯性流产史的孕妇不宜进行耳穴压豆。

（3）严重贫血、过度疲劳、精神高度紧张者慎用或暂不用耳穴压豆。

（4）皮肤过敏者，对胶布、乙醇过敏者禁用。

三、操作流程与注意事项

（一）具体操作步骤及注意事项

我们按护理评估、计划、实施程序进行，具体见表6-1。

耳穴压豆法操作视频

表6-1　耳穴压豆法操作流程与注意事项

环节	步骤	具体内容	注意事项
核对医嘱	1	双人核对患者信息	①耳郭局部有炎症、冻疮或表面皮肤有溃破者、有习惯性流产史的孕妇不宜施行。②耳穴压豆每次选择一侧耳穴，双侧耳穴轮流使用。夏季易出汗，留置时间1~3日，冬季留置3~7日③观察患者耳部皮肤情况，留置期间应防止胶布脱落或污染；对普通胶布过敏者改用脱敏胶布
评估	1	主要症状、既往史，是否妊娠。有无对胶布、药物等过敏情况	
	2	耳部皮肤情况	
	3	对疼痛的耐受程度及合作程度	
告知	1	耳穴压豆过程中出现热、麻、胀、痛等感觉属于正常现象，如有不适及时告知护士	
物品准备	1	治疗盘、王不留行籽或莱菔籽等丸状物、胶布、75%乙醇、棉签、探棒、止血钳或镊子、弯盘、污物碗，必要时可备耳穴模型	

环节	步骤	具体内容	注意事项
实施	1	核对医嘱，评估患者，做好解释	④患者侧卧位时，若耳部感觉不适，可适当调整。 对压法对内脏痉挛性疼痛、躯体疼痛有较好的镇痛作用。 ⑤点压法以患者感到胀而略沉重刺痛为宜，用力不宜过重。一般每次每穴可按压 27 下，具体可视病情而定
	2	洗手，戴口罩，备齐用物，携至床旁	
	3	协助患者取合理、舒适体位	
	4	遵照医嘱，探查耳穴敏感点，确定贴压部位	
	5	75% 乙醇自上而下、由内到外、从前到后消毒耳部皮肤	
	6	选用质硬而光滑的王不留行籽或莱菔籽等丸状物黏附在 0.7 cm×0.7 cm 大小的胶布中央，用止血钳或镊子夹住贴敷于选好的耳穴部位上，并给予适当按压（揉），使患者有热、麻、胀、痛的感觉，即"得气"	
	7	观察患者局部皮肤，询问有无不适感	
	8	常用按压手法： （1）对压法：用示指和拇指的指腹置于患者耳郭的正面和背面，相对按压，至出现热、麻、胀、痛等感觉，示指和拇指可边压边左右移动，或做圆形移动，一旦找到敏感点，则持续对压 20～30 秒。 （2）直压法：用指尖垂直按压耳穴，至患者产生胀痛感，持续按压 20～30 秒，间隔少许，重复按压，每次按压 3～5 分钟。 （3）点压法：用指尖一压一松地按压耳穴，每次间隔 0.5 秒	
	9	操作完毕，安排舒适体位，整理床单	
	10	清理用物，洗手，记录治疗部位、时间、疗效、反应并签名 操作方法是否正确，手法是否熟练；贴敷部位皮肤有无感染及过敏反应；是否有效沟通、人文关怀；患者症状有无缓解	

（二）耳穴压豆法流程图

耳穴压豆法流程见图 6 - 1。

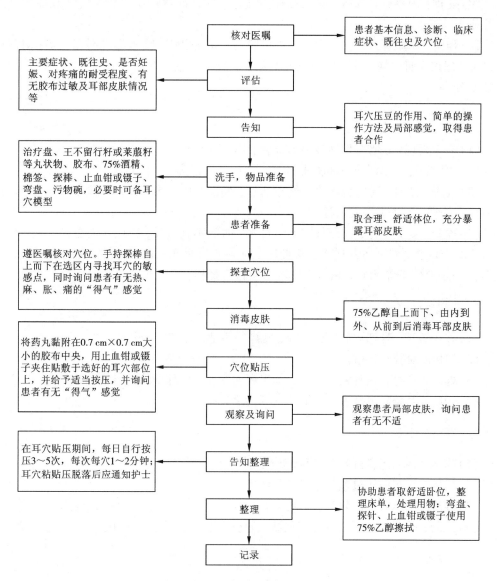

图 6 - 1　耳穴压豆法操作流程图

四、常见不良反应与处理

耳穴压豆法常见不良反应有粘贴脱落，落入耳道，皮肤感染，胶布过敏，贴压期间疼痛较甚等。

(一)粘贴脱落，落入耳道。

(1)临床表现：粘贴数量减少及耳内不适或疼痛。

(2)原因：胶布潮湿、耳部清洁不彻底，胶布污染，黏性减弱。

（3）处理：观察患者反应，确认粘贴数量，发现粘贴数量减少要及时查找原因并及时处理。

（4）预防：贴压耳穴应注意防水，以免脱落，夏天出汗，贴压耳穴不宜过多，时间不宜过长，建议 3 日更换一次，以防胶布潮湿；贴压胶布前彻底清洁耳部皮肤，待干后再粘贴胶布。

（二）皮肤感染

（1）临床表现：伤者耳郭皮肤有红、肿、热、痛等表现。

（2）原因：夏天出汗或胶布被水打湿。贴压耳穴过多，时间过长。

（3）处理：及时去除耳穴胶布，终止治疗，局部肿胀或表皮溃烂者涂甲紫溶液，已感染者对症处理，严重者医院就诊。

（4）预防：夏天出汗，贴压耳穴不宜过多，时间不宜过长，建议 3 天更换一次，以防胶布潮湿或皮肤感染；伤者耳郭皮肤炎症或冻伤不宜采用；耳压时，耳穴一次不宜选用太多；一般以 3~8 个为宜；贴压后患者切勿自行揉搓，以免搓破皮肤。

（三）胶布过敏

（1）临床表现：耳郭皮肤有红、肿、发痒等不适。

（2）原因：对胶布过敏。

（3）处理：及时去除耳穴胶布，安抚患者勿紧张，局部外涂抗过敏药物。

（4）预防：对胶布过敏者，可用粘贴纸代之。

（四）疼痛较甚

（1）临床表现：患者诉耳部贴压部位不适。

（2）原因：胶布贴压过紧、耳部皮肤疾患。

（3）处理：贴压后疼痛较甚，一般只要局部稍放松一下胶布或移动位置即可。

（4）预防：贴压胶布前认真检查皮肤，如有皮肤疾患者不宜采用。

五、深度阅读

耳穴疗法即刻效应研究概况：即刻效应是相对于远期、长期效应而言，但并不等同于近期效应。耳穴疗法的即刻效应是指某一疾病或疾病的某一症状、指标通过单次或首次耳穴疗法操作后，在较短时间内出现明显的症状减轻、指标改善或者功能恢复。由于疾病的性质不同，观察的指标或症状多为急性疾病或亚急性疾病或慢性疾病的急性发作，观察时间通常为干预后几分钟至几个小时内。目前常用于镇痛、降血压、降糖等方面，可为今后进一步确定最佳干预方法即刻效应的起效时间和持续时间，为有效地预防和减少危急状况的发生提供参考。

六、学习测验

学习测验客观题　　学习测验主观题

第二节　中药贴敷法

预习案例

　　王某，女，40 岁。主诉：头痛半年余加重 3 天。患者近半年头部隐隐作痛，休息可缓解。3 日前因家中事务争吵，头痛再次发作且加重，胀痛不已，眩晕，心情烦闷，较急躁，胸胁满闷，夜寐难安，口干口苦，胃纳欠佳，大便较干，舌红苔薄黄，脉沉。有高血压病病史，否认传染病史，无药物过敏史，无重大手术外伤史。中医诊断：头痛——内伤头痛（肝阳上亢证）。医嘱予以中药贴敷疗法，每日 1 次，每次 1 小时，15 日为一个治疗疗程。

　　思考
　　1. 本病中药贴敷可以选用哪些穴位？
　　2. 中药贴敷时要注意什么？

　　早在公元前 1300 年的甲骨文中，对中医外治的经验体会便有了大量的文字描述。春秋战国时期，《黄帝内经》中记有"桂心渍酒，以熨寒痹"，用白酒和桂心涂治"风中血脉"，被后世誉为膏药之始，开创了现代膏药之先河。晋朝葛洪《肘后备急方》首次记载了用生地黄或栝蒌根捣烂外敷治伤，用软膏剂贴敷疗外伤。

一、概述

（一）定义

　　中药贴敷疗法是以中医基本理论为指导，应用中草药制剂，施于皮肤、孔窍、腧穴及病变局部等部位的治病方法，属于中药外治法。
　　常用药物：

1. 散剂

散剂是中药敷贴中最基本的剂型。根据辨证选药配方,将药物碾成极细的粉末,过80~100 目细筛,药末可直接敷在穴位上或用水等溶剂调和成团贴敷,外用纱布、胶布固定,或将药末撒布在普通黑膏药中间敷贴穴位或局部。

散剂制法简便。剂量可以随意变换,药物可以对证加减,且稳定性较高,储存方便。由于药物粉碎后,接触面较大,刺激性增强,故易于发挥作用,疗效迅速。

2. 糊剂

糊剂是指将散剂加入赋形剂,如酒、醋、姜汁、鸡蛋清等调成糊状敷涂在穴位上。外盖消毒纱布,胶布固定。糊剂可使药物缓慢释放,延长药效,缓和药物的毒性,再加上赋形剂本身所具有的作用,可提高疗效。

3. 膏剂

膏剂有硬膏和软膏两种,其制法不同。硬膏是将药物放入植物油内浸泡1~2 日后,加热腐炸,过滤,药油再加热煎熬至滴水成珠,加入铃粉或广丹收膏,摊贴穴位。硬膏易于保存且作用持久,用法简便。软膏是将药物粉碎为末过筛后,加入醋或酒,入锅加热,熬成膏状,用时摊贴穴位,定时换药。也可将适量药末加入葱汁、姜汁、蜜、凡士林等调成软膏,摊贴穴位。软膏有黏着性和扩展性,渗透性较强,药物作用迅速。

4. 丸剂

丸剂是将药物研成细末,以蜜、水或米糊、酒、醋等调和制成球形固体剂型。丸剂贴敷通常选择小丸药。丸者缓也,可使药物缓慢发生作用,药力持久。丸剂便于储存使用。

5. 饼剂

饼剂是将药物粉碎过筛后,加入适量的面粉拌糊,压成饼状,放笼上蒸30 分钟,待稍凉后摊贴穴位。有些药物具有黏腻性,可直接捣融成饼,大小、重量应根据疾病轻重和贴敷部位而定。

6. 锭剂

锭剂将敷贴药物粉碎过筛后,加水及面糊适量,制成锭剂,晾干,用时以水或醋磨糊,涂布穴位。本剂型多用于慢性病,可减少配制麻烦,便于随时应用。

(二)作用原理

(1)对机体的局部刺激相当于药物灸疗法,使局部血管扩张,促进血液循环,并通过神经反射,激发机体的调节作用。

(2)穴位刺激及经络传导中药贴敷相关穴位,激发经气,既有穴位刺激作用又通过经络传导,使药物充分发挥其功效。可以改善经络气血的运行,纠正脏腑的阴阳失衡,对五脏六腑的生理功能和病理状态具有良好的治疗和调整作用,从而达到抗御病邪,保卫机体的作用。

(3)透皮吸收药物贴敷于相应部位或穴位后,经皮肤渗透吸收,进而通过血液循环最终到达脏腑经气失调的病所,发挥药物的"归经"和功能效应,从而产生治疗疾病的作用。

（三）特点

（1）途径直接，作用迅速。贴敷疗法通过药物直接作用于患处，并通过透皮吸收，使局部药物浓度明显高于其他部位，直达病所。

（2）用药安全，副作用少。较其他给药途径用药较为安全，同时增大用药的范围。

（3）使用简便，易学易用。

（4）药源广泛，价廉效广。

二、适应证与禁忌证

（一）适应证

（1）颈、肩、腰腿部疼痛、关节疼痛、肢体麻木、酸胀、活动受限等。

（2）跌打损伤引起的局部瘀血肿痛。

（3）风湿痛、神经痛。

（4）消化系统疾病引起的腹胀、腹泻、便秘。

（5）呼吸系统疾病引起的咳喘等症状。

（二）禁忌证

（1）糖尿病、血液病、发热、严重心肝肾功能障碍者慎用。艾滋病、结核病或其他传染病者慎用。

（2）贴敷局部皮肤有创伤、溃疡、感染或有较严重的皮肤病者，应禁止贴敷。

（3）颜面五官部位、关节、心脏及大血管附近慎用，不宜用刺激性太强的药物发泡，避免遗留瘢痕，影响容貌或活动功能。

（4）孕妇腹部、腰骶部及某些促进子宫收缩的穴位，如合谷、三阴交穴等禁用，有些药物如麝香等孕妇禁用，以免引起流产。

三、操作流程与注意事项

（一）具体操作步骤及注意事项

按护理评估、计划、实施程序进行，具体见表6-2。

中药贴敷法操作视频

表 6 – 2　中药贴敷操作流程与注意事项

环节	步骤	具体内容	注意事项
核对医嘱	1	核对患者信息	①孕妇的脐部、腹部、腰骶部及某些敏感穴位，如合谷、三阴交等处都不宜敷贴，以免局部刺激引起流产
评估	1	主要症状、既往史、药物及敷料过敏史，是否妊娠	
	2	敷药部位的皮肤情况	
	3	患者的合作程度	
告知	1	中药贴敷过程中出现皮肤微红为正常现象，若出现皮肤瘙痒、丘疹、水泡或出现敷料松动或脱落等，应立即告知护士	
物品准备	1	治疗盘，棉纸或薄胶纸，遵医嘱配制的药物，压舌板，无菌棉垫或纱布，胶布或绷带，0.9%氯化钠溶液棉球；必要时备屏风、毛毯	②药物应均匀涂抹于棉纸中央，厚薄一般以 0.2 ~ 0.5 cm 为宜，覆盖敷料大小适宜
实施评价	1	核对医嘱，评估患者，做好解释，注意保暖	③敷贴部位应交替使用，不宜单个部位连续敷贴。④除拔毒膏外，患处有红肿及溃烂时不宜敷贴药物，以免发生化脓性感染。⑤对于残留在皮肤上的药物不宜采用肥皂或刺激性物品擦洗。⑥使用敷药后，如果出现红疹、瘙痒、水泡等过敏现象，应暂停使用，报告医生，配合处理
	2	洗手，戴口罩，备齐用物，携至床旁。根据敷药部位，协助患者取适宜的体位，充分暴露患处，必要时屏风遮挡患者	
	3	更换敷料，以 0.9%氯化钠溶液或温水擦洗皮肤上的药渍，观察创面情况及敷药效果	
	4	根据敷药面积，取大小合适的棉纸或薄胶纸，用压舌板将所需药物均匀地涂抹于棉纸上或薄胶纸上，厚薄适中	
	5	将药物敷贴于穴位或部位上，做好固定。为避免药物受热溢出污染衣物，可加敷料或棉垫覆盖。以胶布或绷带固定，松紧适宜	
	6	温度以患者耐受为宜。敷贴时间一般为 6 ~ 8 小时。可根据病情、年龄、药物、季节调整时间，小儿酌减。	
	7	观察患者局部皮肤，询问有无不适感。操作完毕后擦净局部皮肤，协助患者着衣，安排舒适体位。整理用物，洗手，记录	
	8	操作方法是否正确，手法是否熟练；患者贴敷部位皮肤有无感染及过敏反应；是否有效沟通、人文关怀；患者症状有无缓解	

(二)中药贴敷流程图

中药贴敷流程见图 6 - 2。

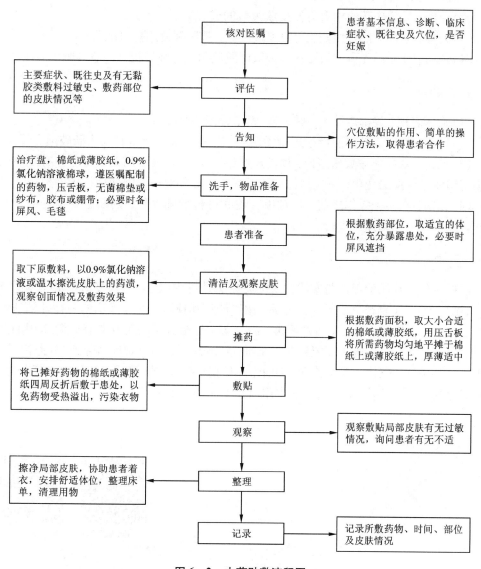

图 6 - 2 中药贴敷流程图

四、常见不良与反应与处理

中药贴敷常见不良反应有过敏反应、感染等。

（一）过敏反应

（1）临床表现：局部皮肤出现红肿、瘙痒、脱皮及过敏性皮炎等异常现象，严重者出现呼吸困难、头痛、头晕等症状。

（2）原因：外敷中药粉中含有使皮肤过敏的成分。

（3）处理：立即去除敷贴药物，脱离过敏原，遵医嘱使用抗过敏药物。

（4）预防：使用前先询问过敏史，过敏体质慎用。加强巡视并注意倾听患者主诉。

（二）感染

（1）临床表现：局部皮肤红、肿、热、痛，伴或不伴发热。

（2）原因：操作人员未能严格进行无菌操作。患者涂药部位存在皮肤破损。

（3）处理：立即去除敷贴药物，局部皮肤红、肿、热、痛，局部消毒。伴有发热的患者须密切注意体温的变化，可应用物理降温疗法。必要时遵医嘱使用抗感染药物。

（4）预防：在实施操作之前，须对患者皮肤进行准确评估，判断患者是否适合进行操作。严格按照无菌操作进行。

五、深度阅读

浅析三伏灸疗法的理论与实践：三伏灸疗法是将中医学"冬病夏治""治未病"理论与"天灸"结合，在夏季三伏天施行天灸，用以治疗和预防虚寒性疾病的一种外治法。天灸，是一种非火热性灸法，又名发疱灸、冷灸等，是指将某些对皮肤有刺激作用的药物敷贴于人体的穴位，致使穴位局部皮肤充血、发泡甚至化脓，对疾病起到"外惹内效"之功的一种外治法。三伏灸疗法首载于明末清初的医家张璐的《张氏医通》："冷哮灸肺俞、膏肓、天突，有应有不应，夏日三伏中用白芥子涂法，往往获效。"

六、学习测验

学习测验客观题　　学习测验主观题

第三节　中药冷湿敷法

预习案例

　　张某，男，37 岁。5 天前出现左足趾间红肿，溃疡，渗液，瘙痒并疼痛。血常规检查：WBC 7.6×10^9/L，嗜酸性粒细胞计数为 5.7%。诊断为足癣伴感染。给予口服抗生素和清热解毒、渗湿止痒中药口服及外用冷湿敷治疗。3 天后复诊，患者红斑消退，瘙痒减轻，渗液减少，皮损减轻。

　　思考
1. 中药冷湿敷的适应证有哪些？
2. 中药冷湿敷时需要注意什么？

　　中药湿敷法有着悠久的历史和确切的疗效，是将医用敷料蘸取中药药液敷于患处的一种外治法，由于该方法在中药用药温度上很有讲究，分为中药热湿敷法和中药冷湿敷法，不同的方法有不同的功效。本节介绍中药冷湿敷法。

一、概述

(一)定义

　　中药冷湿敷法是用医用敷料蘸取低于皮肤温度的中药药液，并敷于患处，通过中药经皮吸收及低温物理刺激，达到降低体表温度、消肿止痛、止血止痒、减轻炎性渗出、加速皮肤愈合等作用的一种操作方法。

　　常用药物：

　　(1)祛风止痒类：防风、蛇床子、冰片、松香、蝉蜕、白鲜皮、荆芥、蒺藜。

　　(2)清热解毒类：大青叶、板蓝根、鱼腥草、败酱草、黄连、黄芩、黄柏、苦参、大黄、马齿苋、金银花、紫花地丁、蒲公英。

　　(3)健脾燥湿类：苍术、藿香、猪苓、萆薢、白矾、车前子、石榴皮、薏苡仁、茯苓、白术。

　　(4)清热凉血类：牡丹皮、生地黄、仙鹤草、芍药、槐花、大蓟、小蓟。

　　(5)活血化瘀类：红花、三七、当归、桃仁、丹参、鸡血藤、三棱、莪术。

　　(6)养血润肤类：当归、生地黄、熟地黄、亚麻子、白芷、杏仁、桃仁。

　　(7)杀虫止痒类：黄柏、硫磺、白矾、车前子、地肤子、花椒、百部、大枫子。

（二）发展史

中药湿敷法分为冷湿敷法和热湿敷法。湿敷法源于古代溻渍法。溻法是用棉絮或纱布饱蘸药液并敷于患处；渍法是把患处直接浸泡于药液中。湿敷法最早见于东晋葛洪所著的《肘后备急方》："丹痈疽始发浸淫进长并少小丹擒方。"在《刘涓子鬼遗方》称本方为"擒汤方"，并阐述了"令极冷，擒肿上""令恒湿"的冷湿敷方法。现代的冷湿敷法主要是指用医用敷料蘸取低于体温的液体药物敷于患处达到治疗疾患的方法。

（三）技术原理

（1）降温及止血。低温一方面使毛细血管收缩，减轻局部充血、出血；另一方面可将体内的热传导散发，增加散热、减低体温。两者结合达到降低温度、消肿止血的作用。

（2）止痛。低温可抑制细胞的活动，使神经末梢的敏感性降低达到止痛的目的。

（3）防止炎症扩散。低温可减少局部血流，降低细菌的活动力和细胞的代谢，因而可以防止炎症扩散，减轻炎性渗出。

（4）药物作用。湿敷可使角质层膨胀，有利于中药化学成分被吸收，达到中药治疗的效果。

（5）保护皮肤。湿敷料可吸收皮损表面分泌物，软化并清除鳞屑等，起到清洁和保护皮肤的作用。

二、适应证与禁忌证

（一）适应证

（1）手足癣、湿疹、皮炎等皮肤性疾病。
（2）外伤、骨折、脱位、软组织损伤的初期。

（二）禁忌证

（1）对使用的中药过敏者。
（2）恶性肿瘤、活动性肺结核、周围血液循环障碍、身体极度虚弱等全身性疾病。
（3）局部皮肤感觉障碍者慎用。

三、操作流程与注意事项

（一）具体操作步骤及注意事项

按护理评估、计划、实施程序进行，具体见表6－3。

表6-3　中药冷湿敷法操作流程与注意事项

环节	步骤	具体内容	注意事项
核对医嘱	1	核对患者信息	①阴寒证及皮肤感觉减退的患者不宜施冷湿敷。 ②操作过程中观察皮肤变化，特别是创伤靠近关节、皮下脂肪少的患者，注意观察患肢末梢血运，定时询问患者局部感受。如发现皮肤苍白、青紫，应停止冷湿敷。 ③注意保暖，必要时遮挡以保护患者隐私
评估	1	病室环境，温湿度	
	2	主要症状、既往史及药物过敏史	
	3	患者体质是否适宜中药冷湿敷	
	4	冷湿敷部位的皮肤情况	
告知	1	冷湿敷时间为20~30分钟。敷料干后或温度超过15℃及时更换	
	2	局部皮肤出现不适时，及时告知护士	
	3	中药可致皮肤着色，数日后可自行消退	
物品准备	1	无菌治疗盘、中药汤剂（将煎煮的药物放入冰箱冷藏，温度控制在8℃~15℃）、敷料、水温计、镊子、纱布、治疗巾，必要时备冰敷袋、无菌棉签、污物碗、屏风等	④遵医嘱配置药物剂量，注意配伍禁忌
实施	1	备齐用物，携至床旁。再次核对患者，做好解释。 协助患者取舒适体位，暴露局部皮肤，注意保暖。 洗手，测试药液温度，用消毒纱布7~8层浸取药液，微挤压至不滴水时为度，外敷患处，并及时更换（每隔5~10分钟重新操作一次，持续20~30分钟），保持患处8℃~15℃的低温并湿润。 观察患者皮肤情况，询问有无不适感。 询问患者治疗后症状改善情况，安置舒适体位，洗手	⑤严格执行"三查七对"及无菌操作规程

(二)中药冷湿敷流程图

中药冷湿敷流程见图6-3。

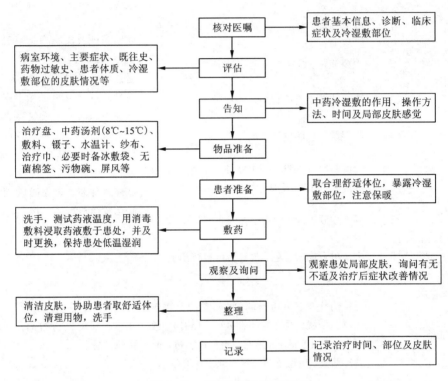

图 6-3　中药冷湿敷法流程图

四、常见不良反应与处理

中药冷湿敷法常见不良反应有药物过敏、冻伤等。

(一)药物过敏

(1)临床表现:出现皮疹、皮痒、打喷嚏、流鼻涕,或湿疹、固定疱疹和周界清楚的皮肤色素沉着,甚至哮喘发作,或过敏性休克等。

(2)原因:冷湿敷法药物过敏主要由变态反应引起,皮肤接受抗原性物质刺激后,引起体内免疫反应超过了正常的生理范围,从而发生组织损伤等症状。

(3)处理:①评估患者过敏史;②立即停止治疗,清洁皮肤;③必要时报告医生,遵医嘱给予抗过敏药物。

(4)预防:①仔细询问药物过敏史,并避开过敏药物;②操作过程中应密切观察患者生命体征、全身反应及局部皮肤状况及患者自觉症状。

（二）冻伤

（1）临床表现：冷湿敷法致局部受冻，常表现为冷湿敷部位的皮肤红肿、瘙痒、水肿、有刺痛感。

（2）原因：①医务人员没有准确测量所用药液温度，或者操作时间过长；②患者冷痛觉感觉障碍。

（3）处理：①立即停止治疗，并报告医生；②抓紧时间尽早快速复温；③遵医嘱局部涂敷冻伤膏；④遵医嘱内服活血化瘀药物。

（4）预防：①注意按照冷湿敷法要求温度及时间进行治疗；②询问患者病史，对于冷痛觉感觉障碍者禁止操作；③随时询问患者的感受，根据患者耐受程度及时调整冷湿敷温度。

五、深度阅读

与中药冷湿敷法类似的还有以下 2 种方法：

1. 中药冷喷雾化

中药冷喷雾化指将中药药液经过特殊设计的超声波震荡，产生带有负离子的极细微小雾珠，均匀作用于皮肤，在低温作用下，调节血管运动神经的功能，使血管收缩，减少充血及炎症反应，缓解局部灼热及不适等症状。

2. 中药酊剂凉涂法

中药酊剂凉涂法是将中药酊剂喷涂于患处，喷 2 ~ 3 遍，面积大于病变部位 1 ~ 2 cm。敷料覆盖，将冰敷袋放置于敷料上保持低温。

中药冷喷雾化和中药酊剂凉涂法

六、学习测验

学习测验客观题

第四节　中药泡洗法

预习案例

　　孙某，男，36岁。有5年左右肛门内痔病史，因近日病情加重前来就诊。主诉：排便时赘肉脱出伴肛周疼痛1周。患者排便时内痔脱出嵌顿，后需用手还纳，伴肿胀疼痛、出血量多，口苦、小便黄、舌质红，苔黄腻，脉滑数。辨为湿热下注证。中药给予地榆槐角汤。每日1剂，分2次服。同时，给予地榆槐角汤中药泡洗法，每天1次。

　　思考
　　1.中药泡洗法的适应证是什么？
　　2.中药泡洗时要注意什么？

　　早在3000年前，中国人们就开始使用中药泡洗技术，属于中药药浴法中的浸浴法，也为溻渍法中的渍法。

一、概述

（一）定义

　　中药泡洗技术是将中药药液泡洗全身或局部皮肤，借助药液的温热之力及药物本身的功效，达到活血消肿、止痛止痒、祛瘀生新等作用的一种中医外治法，分全身泡洗和局部泡洗。局部泡洗包括坐浴、手足浴等。

　　常用药物：同中药冷湿敷法。

（二）发展史

　　中药泡洗法的历史源远流长，奠基于秦代，发展于汉唐，充实于宋明，成熟于清代。至今，中药泡洗法依然是中医重要的外治法之一。其最早见于《五十二病方》中治婴儿癫痫的药浴方。《礼记》中有"头有疮则沐，身有疡则浴"，《黄帝内经》中有"其受外邪者，渍形以为汗"的记载。晋、南北、隋唐时期，中药泡洗法广泛应用到临床各科。宋、金、元、明时期，中药泡洗法的方药不断增多，应用范围随之扩大，中药泡洗法成为一种常用的治疗方法。到了清朝，药浴发展到了鼎盛阶段，清代名医辈出，名著相继刊物。随着《急救广生集》《理瀹骈文》等中医药外治专著的出现，中药泡洗法已进入比较成熟和完善的阶段。

(三)技术原理

中药的有效成分在热力帮助下，渗透进皮肤，被毛细血管吸收，进入人体血液循环系统，从而达到疏通经络、消肿止痛、祛风散寒、清热解毒、活血化瘀、通行气血、濡养皮肤等功效。现代药理表明，药浴能提高血液中某些免疫球蛋白的含量，增强肌肤的弹性和活力，达到治疗疾病的目的。

二、适应证与禁忌证

(一)适应证

(1)全身泡洗：适用于外感发热、失眠、便秘、皮炎、湿疹及银屑病等。
(2)局部泡洗：肛周湿疹、阴部湿疹、外阴瘙痒、手足皲裂、糖尿病足和脂溢性脱发等。

(二)禁忌证

(1)妇女月经和妊娠期。
(2)急性传染病、重症心脑血管疾病或哮喘者。
(3)内痔出血量较大时，缝合伤口术后禁用。
(4)皮肤过敏或对中药药液过敏者。

三、操作流程与注意事项

(一)具体操作步骤及注意事项

按护理评估、计划、实施程序进行，具体见表6-4。

中药泡洗法操作视频

表6－4　中药泡洗法操作流程与注意事项

环节	步骤	具体内容	注意事项
核对医嘱	1	核对患者信息	①心肺功能障碍、出血性疾病、缝合手术后、药物过敏患者禁用。糖尿病、妇女月经期及妊娠期间慎用。②糖尿病、足部皲裂患者的泡洗温度适当降低。③泡洗过程中，应关闭门窗，避风寒
评估	1	病室环境，温度适宜	
	2	主要症状、既往史、药物过敏史、是否妊娠或处于月经期	
	3	泡洗部位皮肤情况	
	4	体质、对温度耐受度	
告知	1	餐前餐后1小时内不宜进行全身泡浴	
	2	全身泡洗时水位应在膈肌以下，以微微汗出为宜，如出现心慌、头晕、瘙痒等不适症状，及时告知护士	
	3	中药泡洗时间以30分钟为宜	
	4	泡洗过程中，应饮用温开水300～500 mL，小儿及老年人酌减。有严重心肺疾病及肝肾疾病的患者饮水不宜超过150 mL	
物品准备	1	手消毒液、无菌治疗盘、药液、纱布、泡洗装置、一次性药浴袋、水温计、毛巾、换洗病服、适量温开水、医疗垃圾桶、生活垃圾桶	④合并有传染病的患者应使用单独的浴具，并单独严格消毒
实施	1	备齐用物，携至床旁。核对患者信息，做好解释。调节室内温度。嘱患者排空二便	
	2	协助患者取舒适体位，注意保暖	
	3	洗手，将一次性药浴袋套入泡洗装置	
	4	常用泡洗法：（1）全身泡洗技术：将40℃左右的药液注入泡洗装置内，水位在患者膈肌以下，全身浸泡时间少于30分钟。（2）局部泡洗技术：药液注入盛药容器内，泡洗温度为40℃左右，将浸洗部位浸泡于药液中，浸泡时间少于30分钟	⑤泡洗过程中护士应注意观察患者的面色、呼吸、汗出等情况，出现头晕、心慌等异常症状，应停止泡洗，报告医生
	5	观察患者的反应，如感到不适，应立即停止，协助患者卧床休息	
	6	操作完毕，清洁皮肤，协助着衣、取舒适体位，洗手	

（二）中药泡洗法流程图

中药泡洗法流程见图 6-4。

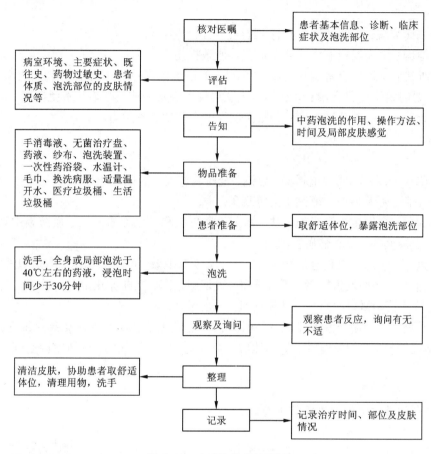

图 6-4 中药泡洗法流程图

四、常见不良反应与处理

中药冷湿敷法常见不良反应有药物过敏、烫伤等。

（一）药物过敏

(1)临床表现：药物过敏人群一般属于中医体质之特禀质。对于泡洗法药物过敏的常见症状有皮疹、瘙痒、打喷嚏、流鼻涕，甚至哮喘发作，或过敏性休克等；或湿疹、固定疱疹，周界清楚的皮肤色素沉着等。

(2)原因：泡洗法药物过敏主要是由变态反应引起，皮肤接受抗原性物质刺激后，引起体内免疫反应超过了正常的生理范围，从而发生组织损伤等症状。

(3)处理：①评估患者过敏史；②立即停止治疗，清洁皮肤；③报告医生，遵医嘱给予抗过敏药物。

（4）预防：①仔细询问药物过敏史，并避开过敏药物；②操作过程中应密切观察患者的生命体征、全身反应、局部皮肤状况及患者的自觉症状。

（二）烫伤

（1）临床表现：皮肤红肿、水疱、脱皮、发白、疼痛等。

（2）原因：由高温药液体或高温蒸气等所致损伤。

（3）处理：①评估患者烫伤程度；②立即停止治疗，通知医生，保护创面或涂烫伤软膏等。必要时请烧伤科会诊；③烫伤后皮肤局部出现水疱或溃烂者，避免抓挠。

（4）预防：①控制药液温度；②操作过程中应密切观察患者。

（三）晕厥

（1）临床表现：出现头重脚轻、恐惧、全身软弱无力、面色苍白、大汗淋漓、视物模糊、血压下降、心率减慢、瘫倒于地等现象。

（2）原因：多发生于全身泡洗法，水蒸气使皮肤和毛细血管开放，血液集中到皮肤，影响全身血液循环，使心脑血管缺血。

（3）处理：①患者出现轻度胸闷、口干、头晕等现象，可饮温糖水，缩短泡洗时间或立即停止治疗；②如发生晕厥，平卧休息，或把腿抬高，立即停止治疗，通知医生，对症处理；③待病情稍微好一点后，开窗通风。

（4）预防：①控制药液温度和洗浴时间；②操作过程中应密切观察患者面色、呼吸、血压等情况；③注意锻炼身体，提高体质；④浴室可安装换气扇，保持室内空气新鲜。

五、深度阅读

与中药泡洗法类似的中医技术有以下2种：

1. 熏蒸疗法

中药熏蒸疗法又叫蒸汽疗法、汽浴疗法、中药雾化透皮疗法，是以中医理论为指导，利用药物煎煮后所产生的蒸汽，通过熏蒸机体达到治疗目的的一种中医外治疗法。

2. 淋洗疗法

淋洗法，又称淋射法，是用药物煎剂或冲剂不断喷洒患处的一种外治法。

熏蒸疗法和淋洗疗法

六、学习测验

学习测验客观题

第五节　中药封包技术

预习案例

　　史某，男，56岁。入院诊断：胃脘痛（寒凝经脉证）。患者胃脘部间断胀痛3个月，遇冷痛甚，得热则减。遵医嘱给予中药封包治疗。

　　思考
　　1.中药封包缓解疼痛的作用机制是什么？
　　2.中药封包操作时要注意什么？

一、概述

（一）定义

　　中药封包技术是将加热后的中药药包或者粗盐包，置于患处或特定穴位，通过中药封包的药性及热疗作用，达到防病治病目的的一种中医外治方法。

　　其操作目标是：祛湿散寒，通经活络；活血化瘀，消肿止痛。

（二）技术原理

　　（1）中药封包是基于中医整体观念、辨证论治思想指导，在中医基础理论、针灸经络学说基础上发展起来的一种外治方法。中药封包的作用部位在皮肤，属于经络学中的皮部，穴位为脏腑之气输注体表的部位，通过温热之力和药力，由表及里，连经络、通脏腑，达到行气活血、调整阴阳的目的。

　　（2）从现代医学角度看，该治疗方法属于物理疗法，作用于皮肤表面，刺激体表神经末梢。通过热刺激达到扩张血管、改善微循环、消除水肿、减轻炎症反应以及提高免疫力等作用。

二、适应证与禁忌证

（一）适应证

　　（1）寒凝经脉证：闭经、痛经、腹痛（慢性期）、腹泻（慢性期）、胃脘痛、痞满等。
　　（2）气滞或气虚血瘀证：中风、痿证、肩凝证、腰痛、项痹、膝痹等各种痹证及伤筋证等。

（二）禁忌证

　　（1）糖尿病并发症、脊髓损伤后截瘫及中风偏瘫等皮肤感觉障碍者。
　　（2）阴虚内热、实热及对中药过敏者。

（3）皮肤溃疡、出血性疾病、孕妇腹部及腰骶部。

三、操作流程与注意事项

（一）具体操作步骤及注意事项

中药封包技术操作视频

按护理评估、计划、实施程序进行，具体见表6-5。

表6-5　中药封包技术操作流程与注意事项

环节	步骤	具体内容	注意事项
核对医嘱	1	核对患者信息	①大血管处、皮肤破损及炎症；局部感觉障碍处；皮肤有水肿、感染、溃疡、瘢痕或肿瘤的部位；有出血倾向者不宜进行。
评估	1	主要症状、既往史、药物过敏史、是否妊娠	
	2	操作部位局部皮肤情况	
	3	对热力的耐受程度、合作程度及有无皮肤感觉障碍	
告知	1	中药封包的作用、操作方法和时间等，如出现红肿、丘疹、瘙痒、水疱等情况，及时告知护士	②孕妇下腹部及腰骶部不宜进行
物品准备	1	遵医嘱准备药物及器具，治疗盘、中药包或粗盐包、喷水壶、布袋、大毛巾、纱布数块，必要时备屏风、毛毯等	
实施	1	将中药包或粗盐包用喷水壶喷湿，微波炉加热3~4分钟，取出，测温，备用	③严格执行"三查七对"。④每次20~30分钟。每日1~2次；药包温度过低时，及时更换药包或加温。⑤药包温度适宜，一般保持在50℃~60℃，不宜超过70℃，年老、婴幼儿及感觉障碍者，封包不宜超过50℃，操作中注意保暖。⑥治疗期间禁烟酒，忌食寒凉、辛辣、牛肉羊肉等刺激性食物。避风寒，防止外感，生活规律，注意休息
	2	备齐用物，携至床旁。再次核对患者，做好解释	
	3	根据操作部位，取适宜体位，充分暴露患处，必要时屏风遮挡患者、注意保暖	
	4	清洁局部皮肤，治疗部位放毛巾。将加热好的中药包或粗盐包装入布袋后，置于治疗部位，加盖浴巾或毛巾	
	5	询问患者感受，治疗时间20~30分钟	
观察	1	观察局部皮肤的颜色情况，询问患者对温度的感受，若出现水泡，立即停止操作，报告医生，及时处理	⑦治理过程中，指导患者勿随意改变体位，以免药包影响治疗效果
	2	观察患者用药后症状改善情况，安置舒适体位	

续表 6 − 5

环节	步骤	具体内容	注意事项
整理	1	治疗结束，去除药包。擦净局部皮肤，协助患者着衣，安排舒适体位，整理床单，整理用物	
洗手，记录	1	洗手，记录治疗时间、部位、温度及局部皮肤情况	

(二)中药封包技术流程图

中药封包技术流程见图 6 −5。

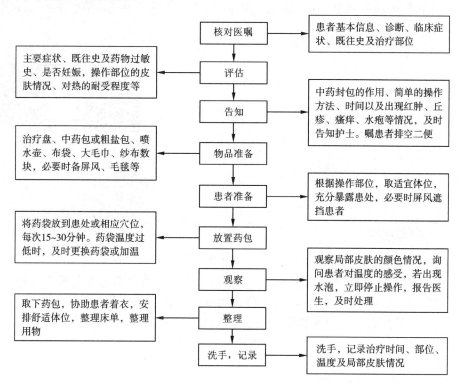

主要症状、既往史及药物过敏史、是否妊娠，操作部位的皮肤情况、对热的耐受程度等

患者基本信息、诊断、临床症状、既往史及治疗部位

中药封包的作用、简单的操作方法、时间以及出现红肿、丘疹、瘙痒、水疱等情况，及时告知护士。嘱患者排空二便

治疗盘、中药包或粗盐包、喷水壶、布袋、大毛巾、纱布数块，必要时备屏风、毛毯等

根据操作部位，取适宜体位，充分暴露患处，必要时屏风遮挡患者

将药袋放到患处或相应穴位，每次15~30分钟。药袋温度过低时，及时更换药袋或加温

观察局部皮肤的颜色情况，询问患者对温度的感受，若出现水疱，立即停止操作，报告医生，及时处理

取下药包，协助患者着衣，安排舒适体位，整理床单，整理用物

核对医嘱 → 评估 → 告知 → 物品准备 → 患者准备 → 放置药包 → 观察 → 整理 → 洗手，记录

洗手，记录治疗时间、部位、温度及局部皮肤情况

图6 −5 中药封包技术流程图

四、常见不良反应与处理

中药封包的不良反应较少见，偶尔出现烫伤。

(1)临床表现：皮肤上出现红肿、水疱、脱皮或者发白的现象，创面深，严重者甚至会造成深部组织坏死，如果处理不当，严重者会发生溃烂，长时间无法愈合。

(2)原因：药包温度过高。

(3)处理：立即停止操作，先用凉水将伤处冲洗干净，必要时将伤处放入凉水浸泡半小时。一般来说，浸泡时间越早，水温越低(不能低于5℃，以免冻伤)，效果越好。但伤处已有水疱并有破溃者，不可浸泡，以防感染。

(4)预防：对初次治疗者，要做好解释工作，并询问对热的耐受程度；操作过程中，观察局部皮肤的颜色，及时询问患者对温度的感受，药包的温度应以患者可接受为宜，对于皮肤感觉迟钝的患者尤需注意。

五、深度阅读

中药封包法属于我国传统医学特色疗法，主要依靠温热力和药物渗透作用，达到调整阴阳、行气活血、散寒除湿、扶正祛邪的治疗效果。该法具有价格低廉、简单易行、不良反应小等优势，有着重要的临床运用价值，被广泛运用于内、外、妇、儿各科疾病的治疗，尤其适用于虚寒性疾病、骨关节病等，值得继承和发展。

中药封包技术的临床运用

六、学习测验

学习测验客观题　　学习测验主观题

课程思政

中药封包技术通过热效应作用于身体寒凝气滞处可达到行气活血、调整阴阳的目的，此法历史悠久，是古人经验和创新的结晶。如何将中医药的瑰宝传承好，需要我们以高度的文化自信深入学习，并不断推陈出新。让创新思维成为一种习惯和本能，中华民族伟大复兴的中国梦必将早日实现。

▌第六节　中药外敷技术

预习案例

患者，女，52岁。因脘腹胀满疼痛、纳差乏力半年余就诊，入院诊断：胃脘痛(气血两虚证)。遵医嘱予中药外敷治疗。

思考

1. 可以选择什么类型的中药外敷剂型？

2. 中药外敷时应注意什么？

中药外敷历史悠久，可追溯到原始社会时期。人们用树叶、草茎等涂覆在伤口，从而发现有些植物外敷能减轻疼痛并止血，甚至可加速伤口的愈合。

一、概述

(一)定义

中药外敷即是将清洁的新鲜中药捣烂直接敷在患处，或将中药研成细末，与各类不同辅形剂调成糊状制剂敷布于腧穴或患处，以治疗疾病的方法，又称敷贴。

中药可选用干药或鲜药。干药应研成粉剂，新鲜中药应洗净后在乳钵内捣烂后使用。

(二)技术原理

1.中医原理

中药贴敷可使中药药力直达病所，以发挥其通经、活血、解毒、止痛等作用。同时通过对相应腧穴的刺激，调整阴阳，疏通经络，从而达到防治疾病的目的。

2.中药原理

(1)抗菌消炎：经证实部分中药具有抗菌、抗病毒的化学成分，因而对局部具有良好的抗感染作用，同时部分药物还有抑菌或杀菌作用。对外敷药物化腐生肌作用的研究表明，其可促进细胞的增生分化并提升肉芽组织的增长速度，从而在一定程度上加速伤口愈合。中药贴敷通过促进巨噬细胞的游出，从而提高局部抗感染能力。配合相应的穴位进行外敷可改善局部血液循环，增加治疗效果。

(2)促进药物吸收，减少不良反应：《医学源流论·薄贴论》中提出"若其病既有定所，在于皮肤筋骨之间，可按而得之者，用膏贴之，闭塞其气，使药性从毛孔而入。其腠理通经贯络，或提而出之，或攻而散之，较之服药尤有力。"因此，中药外敷将药物直接作用于体表，由皮肤黏膜直接吸收，可使药效直达病灶处，减少药物经消化道吸收的过程，减轻药物多环节灭活作用以及内服药物时的不良反应，尤其适用于晚期癌症患者，其正气已虚，脾胃虚弱，不耐攻伐，中药外敷更为适用。

二、适应证与禁忌证

(一)适应证

适用于疮疡、跌打损伤、烫伤、肠痈等外科病证；内科的咳嗽、哮喘、肺痈等病证；儿科的时行感冒、惊风、抽搐等病证；妇科的崩漏、带下和产后恶露不净等病证。

(二)禁忌证

对所敷药物过敏者禁止使用。

三、操作流程与注意事项

中药外敷操作视频

(一)具体操作步骤及注意事项

中药外敷需要医嘱才可以执行,医嘱出来后,我们按护理评估、计划、实施程序进行,具体见表6-6。

表6-6　中药外敷操作流程与注意事项

环节	步骤	具体内容	注意事项
核对医嘱	1	核对患者信息	①根据需要协助患者取舒适的体位。 ②若头部敷药,需剃掉头发,范围应多出药贴2 cm
评估	1	既往史、当前主要症状、发病部位、中药用药史及中药药物、胶布过敏史;患者年龄、体质、当前精神状态、心理状态等	
	2	敷药部位皮肤情况	
	3	环境是否光线充足、清洁和干燥	
告知	1	操作目的、步骤和相关事项;说明所用中药的主治功效及可能产生的不良反应,以取得患者和(或)亲属的知情同意	
物品准备	1	治疗盘,中药药膏(将中药粉末与调和剂均匀搅拌而成;新鲜中草药,需备乳钵将新鲜药材捣烂),绵纸,棉花若干,油膏刀,胶布或绷带,治疗碗,弯盘,必要时备毛毯、屏风	③遵医嘱配置药物剂量,注意配伍禁忌
实施	2	备齐用物,携至床旁。再次核对患者,做好解释	④操作者应着装整洁、洗手。 ⑤躯干及会阴部敷药时,需用屏风遮挡,注意保暖。 ⑥敷药面积应大于患处,疮疡初起时,宜敷满整个病变部位,且超过肿势范围2 cm左右;如毒已结聚或溃后余肿未消,宜敷于患处四周,中间不用敷布,有利于脓毒外泄;特殊部位如乳痈敷药时,应使乳头露出,以免乳汁溢出污染敷料。 ⑦药贴温度宜≤50℃。药物应随配随用,夏天若以蜂蜜、饴糖作为赋形剂时,应加入少量(0.1%~0.2%)的苯甲酸,以防发酵变质。药物摊制应厚薄均匀,太薄则药力不够,太厚则浪费药物,且容易溢出污染衣被 ⑧按照医院消毒隔离原则处理
	3	协助患者取舒适体位,暴露并清洁局部皮肤,注意保暖	
	4	选择适宜大小的棉纸,用油膏刀将药膏均匀的平铺于棉纸上,厚度0.3~0.6 cm,并在药物周围围上棉花	
	5	测试药贴温度,以患者可以接受为宜,贴敷患处或腧穴,用胶布或绷带固定	
	6	敷药结束,协助患者整理衣物	
	7	整理床单,清理用物	
	8	洗手,观察并记录结果	

续表 6 - 6

环节	步骤	具体内容	注意事项
观察	1	操作结束 30 分钟后巡视，观察敷药情况及药效反应	⑨若药物变干，需及时更换，或添加调和剂湿润后再重新敷上。在敷药期间应卧床休息；学会自我观察，如遇瘙痒，应及时告知护士，禁忌搔抓，以免引起感染；注意对敷药部位的防护，以防止药物外溢及敷料脱落而污染衣物

（二）中药外敷流程图

中药外敷流程见图 6-6。

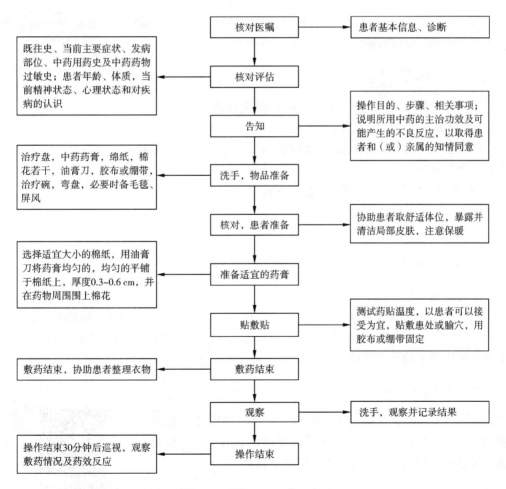

图 6-6　中药外敷技术流程图

四、常见不良反应与处理

中药外敷的常见不良反应包括皮肤过敏和中毒反应。

(一)皮肤过敏

(1)临床表现：贴敷处有灼热感、红疹、瘙痒甚至起疱，各种接触性皮炎、光毒反应等，严重者可出现过敏性休克。

(2)原因：造成皮肤过敏的原因除了患者自身是过敏性体质外，还与中药成分、中药质量、外敷方制备工艺等因素相关。植物药中如何首乌、红花、鸦胆子、天南星、胆南星、芥子、白芷、威灵仙、无花果、延胡索、补骨脂、石龙芮等，矿物药中如冰片、硫磺、雄黄等，动物药中如土鳖虫、蟾蜍等，所含成分容易引起接触性皮炎。

(3)处理：出现过敏现象时应立即去除贴敷，报告医生，对症处理。遵医嘱给予抗过敏药物。

(4)预防：用药前应详细询问过敏史，易致敏的药物外用前宜先做小剂量斑贴试验，合理配伍中药，做好药物的保管和储藏，保证质量。

(二)中毒反应

(1)临床表现：头晕、口麻、恶心、呕吐等症状。

(2)原因：药物配伍不当。

(3)处理：立即停止敷药，并及时报告医生以采取相应的措施。该反应常出现在大面积使用外敷中药的患者。

(4)预防：操作者应严格掌握药物配伍禁忌。

五、深度阅读

(一)中药外敷联合三阶梯镇痛

中药外敷通过施药于体表而作用于内部，目前已经有大量研究证实其疗效，且具有无成瘾性、毒副作用小等特点，可定位于 WHO 三阶梯止痛方案的第一阶梯和第二阶梯用药，亦可作为癌痛第三阶梯联合用药的优选，以减少阿片类药物的剂量，从而减轻阿片类药物所带来的不良反应。

(二)中药外敷预防化疗性静脉炎

使用芦荟、蜂蜜等进行中药外敷，可有效预防化疗患者静脉炎。有研究证实其效果较多磺酸黏多糖乳膏、硫酸镁更能缓解静脉炎症状，并且其临床使用价值较高。

中药外敷技术的临床运用

六、学习测验

学习测验客观题　　学习测验主观题

课程思政

　　中药外敷是我国劳动人民几千年来同疾病作斗争中总结出来的独特的、行之有效的外治疗法。吃水不忘挖井人，历史铸就了经典，开创了幸福美好的生活，新一代的我们无论走得多远，都不能忘记来时的路。尊重经典，将中华民族文化发扬光大是我们必须牢记的初心和使命。

第七节　中药离子导入法

预习案例

> 　　王某，女，57岁，武汉人。有膝骨关节炎病史2年多，近来因病情加重前来诊治。患者诉肢体关节酸痛，关节屈伸不利，痛无定处，皮温不高，遇寒湿症状加重，得温痛减，舌苔白腻，脉弦紧。辨为风寒湿痹证，给予当归、赤芍、威灵仙、透骨草、羌活、独活、防风、刘寄奴、延胡索、桂枝、细辛、苍术等中药，水煎后将药液在患膝病变明显处进行离子导入，每日1次。
>
> 　　**思考**
> 　　1.中药离子导入时要注意什么？
> 　　2.中药离子导入还可适用于哪些病证？

　　中药离子导入法是物理电学和中医药的完美结合，药物通过离子导入体内，能最大限度地提高患处的药物浓度，促进药物经皮吸收，临床应用前景广阔。

一、概述

(一)定义

中药离子导入法是利用直流电场的作用,将中药离子经过皮肤或黏膜进入人体到达组织间隙,直接作用于病变部位,达到治疗疾病的目的,又称为直流电离子导入法。

(二)原理

根据同性电荷相斥,异性电荷相吸原理,应用直流电将在溶液中能够解离子的药物或在溶液中能成为带电胶粒的药物经过完整的皮肤、黏膜导入体内,堆积在表皮内形成药物"离子堆",并通过渗透作用逐渐进入淋巴和血液,带到全身各器官和组织,从而达到治疗目的。

(三)作用

1. 直流电的生理作用

直流电作用于机体时,处于直流电场中的组织内可引起正负离子的定向移动及电极表面发生化学反应的电解,引起组织兴奋性、细胞膜结构与通透性、酸碱度和组织含水量等的变化,起到调整中枢神经系统和内脏功能的作用。同时,可引起电极下局部皮肤血管扩张和血液循环增加,促进局部的神经纤维再生和消除炎症、瘢痕和粘连等作用。

2. 药物的治疗作用

中药离子导入疗法除直流电作用外,还取决于所用药物的药理特性。中药有多成分、多效应的优势,不同病证,组方选药配方不同,其作用功效亦不相同。

(四)特点

(1)直流电和药物的综合作用。

(2)药液电解后成为药物离子,迅速作用于治疗部分。

(3)导入体内的药物离子浓度比其他给药途径高,且在体内蓄积时间长,疗效持久。

(4)直流电和药物对神经末梢感受器有特殊刺激作用,能促进疗效。

二、适应证与禁忌证

(一)适应证

适用于各种急性、慢性疾病引起的关节肿痛、腰背痛、颈肩痛及盆腔炎所致的腹痛等症状。另外,骨质增生、神经痛、神经炎等也可应用本法治疗。

(二)禁忌证

高热、恶病质、严重心脏病、传染病、药物过敏、对直流电不能耐受者。

三、操作流程与注意事项

中药离子导入操作视频

(一)具体操作步骤及注意事项

遵医嘱执行中药离子导入,按护理评估、计划、实施程序进行,具体见表 7 – 1。

表 7 – 1　中药离子导入法操作流程与注意事项

环节	步骤	具体内容	注意事项
核对医嘱	1	核对患者信息	①治疗部位有金属异物者、带有心脏起搏器者慎用此治疗方法。 ②治疗时做好沟通和宣教工作,正确使用机器 ③治疗时注意保暖、遮挡,保护患者隐私 ④同一输出线的两个电极片不可分别放置于两侧肢体。 ⑤电极板不能直接接触皮肤,调节电流强度时由小到大,直至合适强度。 ⑥随时观察患者的反应和机器运行情况,若有异常立即处理。 ⑦若治疗部位出现红疹、疼痛、水泡等,应立即停止治疗并通知医生,配合处置
评估	1	主要症状、既往史、药物过敏史、是否妊娠	
	2	离子导入部位局部皮肤情况	
	3	感知觉及合作程度	
	4	环境及温湿度	
告知	1	治疗时间一般为 20 ~ 30 分钟	
	2	治疗期间会产生正常针刺感和蚁走感,护士可根据患者感受调节电流强度	
	3	若局部有烧灼或针刺感不能耐受时,立即通知护士	
	4	中药可致着色,数日后可自行消退	
用物准备	1	中药制剂、离子导入治疗仪、治疗盘、镊子、棉衬套(垫片)2 个、绷带或松紧搭扣、沙袋、小毛巾、水温计,必要时备听诊器	
实施	1	核对医嘱,评估患者,做好解释,调节室温。洗手,戴口罩,备齐用物,携至床旁	
	2	协助患者取舒适体位,暴露治疗部位	
	3	打开电源开关,将 2 块棉衬套(衬垫),浸入38℃ ~ 42℃的中药液后取出,拧至不滴水为宜,将电极板放入衬套内,平置于治疗部位,2 个电极板相距 2 ~ 4 cm,外用隔水布覆盖,绷带或松紧搭扣固定,必要时使用纱袋,启动输出,调节电流强度,至患者耐受为宜。一般局部电流量不超过 40 mA,全身电流量不超过 60 mA,小部位如指关节电流量不超过 10 mA,面部电流量不超过 5 mA。具体操作参照仪器说明书进行	
	4	治疗中询问患者感受,调节电流强度。如患者诉疼痛,应立即停止治疗	
	5	治疗结束,取下电极板,擦干局部皮肤,观察皮肤情况	
	6	操作完毕协助患者着衣,安排舒适体位,整理床单	
	7	洗手,脱口罩,记录签名	

续表 7 - 1

环节	步骤	具体内容	注意事项
评价	1	操作方法是否正确，手法是否熟练；患者导入部位皮肤有无灼伤及过敏反应；是否有效沟通、人文关怀；患者症状有无缓解	

(二)中药离子导入法流程图

中药离子导入法流程见图 6 - 7。

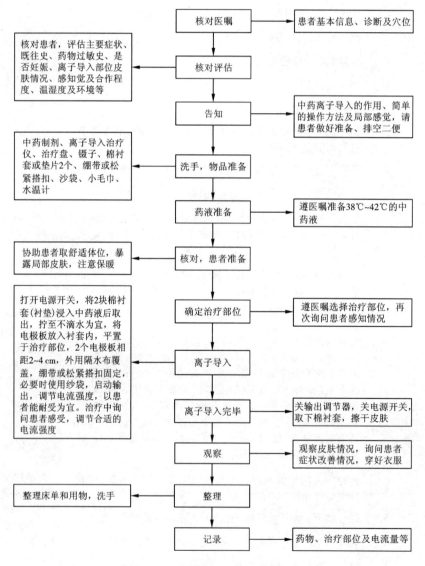

图 6 - 7　中药离子导入法流程图

四、常见不良反应与处理

中药离子导入法常见不良反应有轻微电灼伤、过敏。

(一)轻微电灼伤

1.临床表现

治疗部位出现疼痛、皮肤苍白，但无水泡、脱皮、炭化等。

2.原因

因患者感觉迟钝，导致调节电流量过大，或因治疗时间过长，或因仪器操作不当，导致电流量突然增大。

3.处理

立即停止中药离子导入，安抚患者勿紧张，局部用0.9%氯化钠溶液冷敷清洗后换药，如湿润烧伤膏，或京万红烫伤药膏，必要时适当应用抗生素预防感染。

4.预防

(1)严格按操作仪器说明书进行，操作时先检查输出调节器是否为"0"位，再打开电源开关，将输出调节器慢慢调至所需的电流量；操作完后先将输出调节器调至"0"位，再关电源开关。

(2)正确评估患者的感知觉情况，对年老体弱者、感觉迟钝者尤其要注意，不能超过电流量最大值。

(3)控制治疗时间。一般治疗时间为20～30分钟，每日一次。儿童每次不超过15分钟。

(二)过敏

1.临床表现

离子导入完成后，局部皮肤出现红疹、水泡、瘙痒、红肿等，严重者全身出现过敏反应。

2.原因

多因患者为过敏体质，对药物某些成分过敏。

3.处理

停止中药离子导入，安抚患者勿紧张，局部外涂抗过敏药物，严重者还应口服抗过敏药物。

4.预防

(1)仔细评估患者的药物过敏史、食物过敏史及皮肤情况。

(2)密切观察患者治疗时的反应，若有不适迅速处理。

(3)治疗后做好布套的清洁和消毒，并保持治疗部位清洁。

五、深度阅读

中医经皮给药技术是与中药离子导入法相类似的一种中医技术，都是"经皮给药"，药物直接施于患处或相应穴位，药力直达病所，达到治疗疾病的目的。其与中药离子导入法不同的是不需要利用直流电场的作用。

"经皮给药"是一种古老的给药方法，历史悠久。随着现代技术的发展，"经皮给药"远远突破了传统界限，并且一定程度上提高了"经皮给药"的疗效。

另外，运用离子导入药物的原理，临床上出现了许多新研发的方法或产品，使离子导入治疗的应用范围进一步扩大。

中医经皮给药技术

六、学习测验

学习测验客观题　　学习测验主观题

本章小结

　　本章重点介绍了耳穴压豆法、中药贴敷法、中药冷湿敷法、中药泡洗法、中药封包技术、中药涂药法、中药离子导入法等七种其他中医外治方法，除耳穴压豆法外，其他方法均为药物外治法。因为中医外治方法疗效独特、作用迅速，所以在临床广泛运用，遍及内、外、妇、儿、骨伤、皮肤、五官、肛肠等科。这些外治方法的形成除遵循中医学基本原理外，有的还引入了如声、光、电、磁等科学技术，并与现代医学、药物制剂学、生物医学工程等学科多有交叉，使其运用范围更为广泛，研究领域更为宽阔，为中医外治法注入了新的生命力。

第七章
中医内治技术

中医内治技术PPT课件

学习目标

识记：1. 本章所介绍的各项技术的定义。
　　　2. 各项技术的注意事项。
　　　3. 各项操作的常见不良反应与处理。
　　　4. 各项技术的操作流程。
理解：1. 各项操作的适应证与禁忌证。
　　　2. 各项技术的原理、作用等。
运用：能根据患者的病情选择合适的中医技术，并能独自完成各项操作技术。

中医内治技术是让药物作用于人体皮肤以外的组织器官的治疗方法，与中医外治技术相对应。常见的中医内治技术有中药雾化吸入、中药灌肠术、中药阴道灌洗技术等。

第一节　中药雾化吸入法

预习案例

　　王某，男，7 岁。因咳嗽 1 周，加重 3 日入院。家属诉 1 周前患儿咽痛，头痛，身热汗出，咳嗽有痰，易咯出，曾口服"止咳药"，效果不显，近日，咳甚伴胸痛，且痰不易咯出。口渴喜凉饮，纳食减少，大便偏干，小便短赤，舌红苔黄腻，脉滑数。诊断为痰热型咳嗽，给予清金化痰汤，并给予金银花、桔梗、远志等中药煎剂，行超声雾化吸入，每日 1 次。

　　思考
1. 中药雾化吸入时应注意什么？
2. 临床常用于中药雾化吸入的药物有哪些？

　　中药雾化吸入法是常见的一种中医内治技术，将药物通过特定的仪器转化成容易被吸入的微小颗粒，在呼吸道及肺内沉积，从而达到迅速、有效和无痛的治疗作用。该治疗方法临床应用较广，尤其在儿科。

一、概述

（一）定义

　　中药雾化吸入法是利用超声雾化装置将中药药物溶液雾化，通过吸入的方法进入呼吸道及肺内，使药物直接作用于病灶局部的一种操作方法。

（二）原理

　　超声波在液体中有空化作用，破坏液体表面张力，使液体雾化。经雾化的药液微粒很小，直径在 5 μm 以下，能直接被吸入终末细支气管和肺泡，且呼吸道黏膜及黏膜下有丰富的各种类型的药物受体，药物被吸入气道后与受体接触，即在局部发挥异常强大的治疗作用。

（三）作用

　　（1）不同药液的治疗作用，如抗炎、化痰、止咳、平喘、解痉等。
　　（2）湿化气道，稀释痰液，帮助祛痰，改善呼吸。

（四）特点

（1）雾化吸入疗法作用直接、迅速。吸入的药雾直接作用于气道和肺泡表面，接触面积大，疗效好，可明显减轻症状；缩短口服或注射途径需经血循环到达气道的时间。

（2）吸入疗法所用药物剂量较全身用药少，减轻了机体代谢的负担，避免或减少全身用药，明显地减少了药物的不良反应。

（3）对缓解支气管哮喘效果显著且迅速，甚至在危急时刻能够挽救患者的生命。

二、适应证与禁忌证

（一）适应证

（1）急慢性支气管炎、咽喉炎、肺炎、哮喘、中风痰涎壅盛等病证。

（2）呼吸道分泌物黏稠，胸部手术前后预防呼吸道感染。

（3）配合人工呼吸做呼吸道湿化或间歇雾化吸入药物。

（二）禁忌证

严重缺氧、呼吸衰竭患者。

课程思政

中药雾化吸入运用于新冠肺炎的治疗

　　面对 2020 年汹涌肆虐的新型冠状肺炎，党中央在疫情伊始就十分重视中医药疗法的使用，此次疫情中，全国各个省市中医药的使用率基本都达到了 90% 以上，有效降低轻症变成重症、重症变成危重症的发生率，提高了治愈率。

　　中药雾化吸入疗法是传统和现代的结合，在这场抗击疫情的斗争中，中药雾化吸入疗法被广大医护人员运用。针对新冠肺炎患者的咳嗽咳痰、痰不易咳出、气喘等症状，通过给予以中药雾化吸入，减轻了咳嗽，帮助祛痰，解除支气管痉挛，使呼吸道湿化通畅，受到患者的欢迎。

三、操作流程与注意事项

（一）具体操作步骤及注意事项

遵医嘱执行中药雾化吸入治疗，按护理评估、计划、实施程序进行，具体见表 7 - 1。

中药雾化吸入操作视频

表 7 −1　中药雾化吸入操作流程与注意事项

环节	步骤	具体内容	注意事项
核对医嘱	1	核对患者信息	①准备用物时应仔细检查机器各部分连接是否完好；雾化罐底部的透声膜是否完好；水槽内是否装好蒸馏水和中药药液。②治疗前应协助患者排痰，治疗后 1 ~ 2 小时内协助患者叩背部，指导其有效咳嗽
评估	1	主要症状、既往史、药物过敏史	
	2	呼吸道通畅情况及有无支气管痉挛、黏膜水肿、痰液等	
	3	面部及口腔黏膜状况	
	4	心理状态，对疾病和操作的认识程度	
	5	病室环境，温湿度是否适宜	
告知	1	治疗时间一般为 15 ~ 20 分钟	
	2	治疗前和治疗后都应及时排痰	
	3	治疗期间紧闭口唇深吸气，用鼻子缓慢呼出	
	4	治疗期间若痰液较多，应及时排出；若有胸闷气促应及时告诉医务人员	
用物准备	1	治疗卡，治疗盘，弯盘，超声雾化吸入器装置 1 套(包括螺纹管、口含嘴或面罩)，中药药液 30 ~ 50 mL，治疗巾，水温计，冷蒸馏水 250 mL	③治疗前后注意超声雾化机开关的顺序
实施	1	核对医嘱，评估患者，做好解释，调节室温	④治疗时注意观察患者的反应，若患者出现胸闷气促，呛咳严重，应立即停止治疗，通知医生，配合处置。⑤注意观察雾化器运行情况，若无气雾溢出，应及时检查水槽水量和温度。⑥治疗后各种管道应及时浸泡、清洗、消毒，实行一人一管。口含嘴或面罩多为一次性物品，若多次使用，应一人一个，并及时清洗、消毒
	2	洗手、戴口罩，安装好超声雾化吸入装置，按医嘱将蒸馏水和中药药液注入雾化器	
	3	备齐用物，携至床旁	
	4	协助患者取坐位或侧卧位，给予叩背排痰、漱口，颌下铺治疗巾	
	5	接通电源开关，开预热开关，预热 3 ~ 5 分钟。打开雾化开关，见指示灯亮并有气雾溢出，按需要由小到大调节雾量。将口含嘴放入患者口中(或将面罩紧密安置在患者口鼻上)，指导患者呼吸	
	6	治疗中询问患者感受，观察患者是否有胸闷气促，严重呛咳等症状	
	7	雾化结束，取下口含嘴或面罩，先关雾化开关，再关电源开关	
	8	协助患者再次排痰，用纱布擦净患者面部	
	9	操作完毕，协助患者整理衣着，取舒适体位，整理床单，进行健康宣教。清理用物，洗手，记录签名	
评价	1	操作方法是否正确，手法是否熟练；治疗过程是否安全；是否有效沟通、人文关怀；患者症状有无缓解	

(二)中药雾化吸入流程图

中药雾化吸入流程见图7-1。

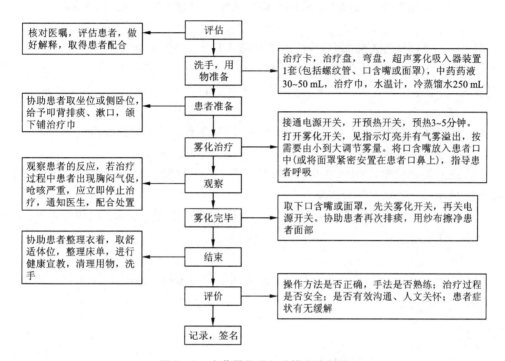

图7-1 中药雾化吸入法操作流程图

(流程图内容:)

核对医嘱,评估患者,做好解释,取得患者配合 → 评估

洗手,用物准备 → 治疗卡,治疗盘,弯盘,超声雾化吸入器装置1套(包括螺纹管、口含嘴或面罩),中药药液30~50 mL,治疗巾,水温计,冷蒸馏水250 mL

协助患者取坐位或侧卧位,给予叩背排痰、漱口,颌下铺治疗巾 → 患者准备

雾化治疗 → 接通电源开关,开预热开关,预热3~5分钟。打开雾化开关,见指示灯亮并有气雾溢出,按需要由小到大调节雾量。将口含嘴放入患者口中(或将面罩紧密安置在患者口鼻上),指导患者呼吸

观察患者的反应,若治疗过程中患者出现胸闷气促,呛咳严重,应立即停止治疗,通知医生,配合处置 → 观察

雾化完毕 → 取下口含嘴或面罩,先关雾化开关,再关电源开关。协助患者再次排痰,用纱布擦净患者面部

协助患者整理衣着,取舒适体位,整理床单,进行健康宣教,清理用物,洗手 → 结束

评价 → 操作方法是否正确,手法是否熟练;治疗过程是否安全;是否有效沟通、人文关怀;患者症状有无缓解

记录,签名

四、常见不良反应与处理

(一)支气管痉挛

1. 临床表现

患者急剧频繁咳嗽及喘息加重。

2. 原因

患者不能掌握正确的吸入技巧,吸入过猛或过快,使气雾短时间内大量进入支气管及肺泡,加重支气管痉挛。

3. 处理

立即给氧,安抚患者勿紧张,并迅速调小雾化吸入的流量,减少吸入的剂量,减慢吸入的速度;或者暂停雾化吸入,采取间歇吸入。

4. 预防

治疗时,严格掌握好雾化吸入的药量,避免剂量过大,应由小到大调节雾量,让患者逐渐适应,并掌握好雾化吸入的速度,避免过快、过猛。

（二）急性肺水肿

1. 临床表现

患者出现频繁咳嗽、咳出大量泡沫样痰以及呼吸困难等一系列症状和体征。

2. 原因

因大量雾滴持续进入肺泡内所致，与雾化吸入量大、持续时间长有关。雾滴中含有大量水分，可在肺泡表面形成张力。一旦这种张力大于肺泡表面活性物质的张力，就会引起肺泡萎缩，导致毛细血管内的水分渗透进入肺泡和肺间质中，从而引起急性肺水肿。

3. 处理

（1）迅速停止雾化吸入，取坐位或半卧位，两腿下垂，以减少静脉回流。

（2）立即给予20%~30%乙醇湿化吸氧，降低肺泡表面张力。

（3）根据需要静脉应用镇静药、利尿药、强心药、血管扩张药、氨茶碱、皮质激素等，以降低负荷，解除支气管痉挛。

（4）密切观察神志、面色、心率、心律、呼吸、血压、尿量、滴速、用药反应等，并及时、准确、详细地记录。

4. 预防

掌握好雾化吸入的药量，尤其要避免在大剂量情况下持续给药。

（三）气管阻塞

1. 临床表现

呼吸困难，严重者出现口唇发绀，窒息。

2. 原因

支气管内有黏痰滞留，导致患者纤细的支气管被阻塞。多发生在婴幼儿，因婴幼儿咳嗽反射较弱，往往有痰而不易咳出。

3. 处理

立即翻身拍背，协助排痰，保持呼吸道通畅，给氧，必要时吸痰。

4. 预防

治疗前给予拍背排痰；治疗时患者取舒适体位，雾化后痰液稀释刺激患者咳嗽，应随时翻身拍背，协助排痰，保持呼吸道通畅。

五、深度阅读

雾化治疗实质上是气溶胶吸入疗法。所谓气溶胶是指悬浮于空气中微小的固体或液体微粒。因此雾化吸入疗法是用雾化装置将药物分散成微小的雾滴或微粒，使其悬浮于气体中，并进入呼吸道及肺内，达到洁净气道，湿化气道，局部治疗及全身治疗的目的。在雾化的过程中，水滴本身的稳定性、呼吸的类型及雾粒释放的速度对治疗均有一定的影响，因此在雾化前应指导患者呼吸，并选用参数适当的医用雾化设备。

中药雾化吸入法

气溶胶吸入疗法在临床运用广泛。

六、学习测验

学习测验客观题　　学习测验主观题

第二节　中药灌肠术

预习案例

王某，女，47岁，山西人。大便带血、脓性分泌物1年余，行肠镜检查示：溃疡性结肠炎。自诉大便偶带血，色暗红，一日一次，不成形，因劳累生气而加重，舌质暗，苔薄白，脉沉。辨为脾虚夹瘀证，给予中药灌肠术，同时给予补气祛瘀之中药水煎服，每日1剂，分2次服。

思考
1. 中药灌肠术的作用机制是什么？
2. 施中药灌肠术时要注意什么？

中药灌肠术属中医治法中"导法"范畴，早在《伤寒论》中就有用蜜煎方、土瓜根方、大猪胆汁方灌肠治疗便秘的记载，唐代王焘在《外台秘要》中有导法和内服承气汤治疗燥屎、错语、热盛的记载，清代的钱潢和汪琥详细地描述了导法的操作方法，随着技术的不断改进，中药灌肠术已广泛应用于肛肠疾病。

课程思政

孙思邈在所著《备急千金要方》《千金翼方》中阐述了中医治痢的理论和方法，首先提出了中药灌肠治痢以及吹药治痢，还详细论述了痢的护理与调养，为后世治痢奠定了承前启后的重要基础。另外，在《证治准绳》《医宗金鉴》《世医得效方》等书籍中都有灌肠疗法的记载。

一、概述

（一）定义

中药灌肠术是将中药药液从肛门灌入直肠或结肠，使药液保留在肠道内，通过肠黏膜吸收达到通腑泻热、润肠通便、将邪毒排除体外的治疗作用，从而治疗疾病的方法。临床上常用的中药灌肠术有直肠注入法和直肠滴注法两种。

常用药物：云南白药、致康胶囊、康复新液等。

（二）技术原理

1.整体治疗作用

大肠具有传化糟粕、吸收水液，参与调节水液代谢的功能。由于肺与大肠相表里，中药药液从肛门被灌入直肠或结肠，使药液保留在肠道内，经大肠被吸收入体内，循经输布于肺，肺朝百脉，宣发肃降，将药物输布于五脏六腑，从而达到通腑泻热、润肠通便、将邪毒排出体外的整体治疗作用。

2.局部治疗作用

药物经直肠给药，通过肠黏膜直接被吸收，提高了局部血药浓度，药液较长时间地作用于病变部位，从而有效发挥局部用药效应。

3.降低药物对肝脏的影响

药物通过肠黏膜直接吸收，进入血液循环，有效减少了肝脏的首过消除效应及药物对肝脏的影响，从而起到保护肝脏的作用。

（三）特点

药量少、浓度高、起效快、疗效好。

二、适应证与禁忌证

（一）适应证

慢性结肠炎、慢性痢疾、慢性盆腔炎、盆腔包块、带下病、慢性肾功能不全、尿毒症、腹部手术术后及便秘等疾病的护理。

（二）禁忌证

（1）肛门、直肠和结肠等手术后或大便失禁患者。
（2）下消化道出血、妊娠期女性等。

三、操作流程与注意事项

中药灌肠术操作视频

（一）具体操作步骤及注意事项

按护理评估、计划、实施程序进行，具体见表7-2。

表7-2　中药灌肠术操作流程与注意事项

环节	步骤	具体内容	注意事项
核对医嘱	1	核对患者信息	
评估	1	患者的病情，心理状态，年龄	①了解病变的部位，以便掌握灌肠的体位和肛管插入的深度
	2	临床症状、既往史、过敏史、是否妊娠	
	3	肛周皮肤情况、排便情况及合作程度	
告知	1	告知患者，解释中药灌肠术的作用、简单的操作方法、局部感受，取得患者配合	②操作前嘱患者排空二便。③肛管要细，插入要深，压力要低，药量要少。④灌肠液温度应在床旁使用水温计测量
物品准备	1	(1)治疗盘、一次性手套、一次性口罩、注洗器、量杯、输液管、棉签、弯盘(内放一次性肛管)、卫生纸6块、橡胶单、治疗巾、水温计、润滑剂(肥皂液)放一容器中。(2)输液架、便盆、小枕、中药液。(3)温度为39℃～41℃，液体量为200 mL	
实施	1	洗手，戴口罩，将用物携至床前，再次核对姓名、医嘱，结合患者的具体情况做好解释工作	⑤慢性痢疾，病变多在直肠和乙状结肠，宜采取左侧卧位，插入深度15～20 cm为宜；溃疡性结肠炎病变多在乙状结肠或降结肠，插入深度18～25 cm为宜；阿米巴痢疾，病变多在回盲部，应取右侧卧位。⑥操作过程中询问患者的感受，并嘱患者深呼吸，当患者出现脉搏细速、面色苍白、出冷汗、剧烈腹痛、心慌等，应立即停止灌肠并报告医生。⑦若睡前灌肠，灌肠后不再下床活动。⑧药液灌注完毕后，协助患者取舒适卧位，并尽量保留药液1小时以上，以提高疗效。⑨中药灌肠术后，患者大便次数增加，需注意观察和保护肛周皮肤，必要时局部涂抹油剂或膏剂
	2	关闭门窗，用屏风遮挡患者，患者取左侧位双膝屈曲，暴露臀部，用小枕垫高臀部10 cm，铺橡胶单和治疗巾于臀下，将弯盘置于臀旁	
	3	挂中药液于输液架上，液面距肛门40～60 cm	
	4	润滑肛管前端，排尽管内气体，放出少量液体于弯盘内，随即调紧调节器	
	5	一手分开臀部显露肛门，一手将肛管轻轻插入10～15 cm，如插入受阻，稍停片刻再继续插入，松开调节器，固定肛管，滴入通畅，调整滴数，每分钟60～80滴	
	6	密切观察液面下降情况，如流入受阻，可移动肛管，必要时检查有无粪便阻塞	
	7	询问患者对药液滴入反应，药液滴入速度，待中药液流完时，调紧调节器	
	8	用卫生纸包住肛管拔出，用纸轻揉肛门，分离肛管，放入弯盘	
	9	协助患者穿好衣裤，抬高臀部(仰卧1小时)，整理床铺	
	10	脱手套，整理用物，清理用物，核对	
	11	洗手	
	12	记录：灌肠液、量、滴注过程，时间，患者反应，签名	
评价	1	操作方法是否正确，手法是否熟练；患者肛周皮肤有无损伤；是否有效沟通、人文关怀；患者症状有无缓解	

（二）中药灌肠术流程图

中药灌肠术流程见图 7-2。

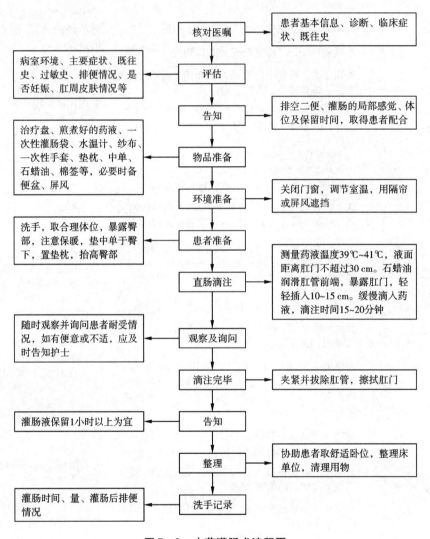

图 7-2 中药灌肠术流程图

四、常见不良反应与处理

中药灌肠术常见不良反应有腹痛、腹泻、肠道黏膜损伤、虚脱等。

（一）腹痛

1. 临床表现

间歇性轻痛或持续性隐痛，可伴有恶心、反酸、上腹部不适、腹胀等，严重者可出现精神疲倦、头晕目眩，面色苍白，胸闷心慌、血压下降、汗出肢冷、脉细弱、唇甲青紫等。

2. 原因

药液对肠黏膜的刺激；药液温度过高或过低。

3. 处理

立即停止灌肠并报告医生。协助患者平卧，注意保暖。如发生晕厥，用指掐急救穴，如人中、内关、足三里、百会、关元、气海等穴。

4. 预防

操作前做好解释工作，解除恐惧、紧张心理；关闭门窗，防止对流风，注意保暖；取舒适的体位，动作轻柔；灌肠液温度应在床旁使用温度计测量；灌肠过程中，应随时注意观察患者的神色，询问其感觉，有头晕心慌时应停止操作，让患者卧床休息。

（二）腹泻

1. 临床表现

大便次数增多，每日排便 3 次以上，便稀或不成形。

2. 原因

灌肠液量过多；灌肠速度过快；药液温度不适宜。

3. 处理

嘱患者消除紧张情绪，使局部肌肉放松，停止灌肠并报告医生。

4. 预防

中药灌肠液量不宜超过 200 mL；灌肠液温度应在床旁使用温度计测量，药液温度 39℃～41℃；液面距离肛门不超过 30 cm；缓慢滴入药液滴注时间 15～20 分钟；操作过程中随时观察患者耐受情况，如有不适或便意，及时调节滴入速度，必要时终止滴入。

（三）肠道黏膜损伤

1. 临床表现

肛门灼热不适。

2. 原因

灌肠器材质地硬、管径粗；操作手法粗暴；灌肠液温度过高。

3. 处理

更换灌肠器材，给予对症治疗。

4. 预防

选择质地柔软、管径适宜的灌肠管；插入肛门前用石蜡油润滑灌肠管前端；操作动作要轻柔；灌肠液温度适宜。

（四）虚脱

1. 临床表现

头晕、恶心、面色苍白、胸闷心慌、血压下降、出冷汗、脉细弱。

2. 原因

灌肠速度过快；灌肠压力大；药液温度不适宜。

3. 处理

停止灌肠并报告医生，协助患者平卧，注意保暖，监测生命体征。

4. 预防

操作前认真评估灌肠液的温度；操作过程中注意灌肠的速度、压力，随时询问患者的感受，出现异常及时处理。

五、深度阅读

随着中药灌肠术的不断发展和创新，结肠透析和结肠水疗作为延伸治疗方法，在临床上的应用在不断扩展，并且取得了良好的临床效果。

结肠透析和结肠水疗

六、学习测验

学习测验客观题　　学习测验主观题

第三节　中药阴道灌洗技术

预习案例

　　李某，女，45岁，山西人。既往有糖尿病病史3年，近1周因外阴瘙痒、灼痛前来诊治。患者诉外阴瘙痒、烧灼痛，严重时坐卧不宁，伴尿频尿痛，阴道分泌物增多，色白，呈稠厚豆渣样，舌质红，苔黄腻，脉濡数。辨为湿热下注证，给予中药阴道灌洗，同时给予中药水煎服以泻肝清热、利湿止带，每日1剂，分2次服用。

思考

1. 中药阴道灌洗的适应证和禁忌证是什么？
2. 行中药阴道灌洗时要注意什么？

　　妇科病的外治疗法首见于张仲景，其《金匮要略·妇人杂病脉证并治》篇中就有"妇人阴寒，温阴中坐药，蛇床子散主之”的记载，如狼牙汤沥阴中，以蛇床子散制成锭剂纳阴中等，开创了妇科冲洗和阴道纳药的先河，后世医家不断补充，至明·李时珍《本草纲目》，已记载有大量的治疗妇科病的外治方法。

一、概述

（一）定义

中药阴道灌洗技术是将中药煎剂自阴道灌入，通过肠黏膜直接被吸收，减少阴道分泌物，缓解局部充血，达到清热泻火、燥湿解毒、止痒杀虫的一种操作方法。

常用药物：双黄连；苦参、地肤子、连翘、蛇床子等中药及其制剂。

（二）技术原理及作用

1. 技术原理

中药阴道灌洗经阴道给药，通过肠黏膜吸收，直接作用于病变部位，提高了局部血药浓度，从而有效发挥局部用药效应，达到治疗目的。

2. 主要作用

(1)促进阴道血液循环，减轻局部组织充血。

(2)减少阴道分泌物，有利于局部炎症的消退和吸收。

(3)清除坏死脱落的阴道组织，防止感染，促进上皮细胞愈合。

二、适应证与禁忌证

（一）适应证

适用于各种阴道炎、宫颈炎及支原体感染所致的腹痛、带下异常等病证。

（二）禁忌证

月经期、妊娠期、阴道有活动性出血时禁忌中药阴道灌洗，以免引起上行感染。

三、操作流程与注意事项

（一）具体操作步骤及注意事项

按护理评估、计划、实施程序进行，具体见表7-3。

中药阴道灌洗操作视频

表7-3 中药阴道灌洗技术操作流程及注意事项

环节	步骤	具体内容	注意事项
核对医嘱	1	核对患者信息	
评估	1	病室环境，温度适宜	①未婚妇女不行阴道灌洗，经期、产后、人工流产后，或宫口未闭阴道内有血液，容易引起上行感染，禁行阴道灌洗
	2	患者主要症状，既往史、过敏史、婚育史、阴道情况，是否处于月经期或妊娠期	
	3	会阴及阴道部位皮肤情况，阴道分泌物的量、色、质，阴道有无溃烂、积血以及膀胱排空情况	
	4	有无药物过敏史	
	5	患者的心理状况及合作程度	
告知	1	解释中药阴道灌洗的作用、简单的操作方法、局部感受及注意事项，取得患者配合	
物品准备	1	治疗盘、一次性垫子1个、一次性扩阴器1个、消毒棉球数个、消毒干棉球数个、无菌镊子2把、一次性手套1副、污物桶1个、水温计1个、屏风	
实施	1	洗手，戴口罩，将用物携至处置室、核对医嘱	②溶液温度以41℃~43℃为宜，阴道黏膜不耐热，温度过高易导致烫伤，灌洗筒挂于距液面60~70 cm处，不宜超过70 cm，以免压力过大水流速度过快，使液体或阴道分泌物流入子宫腔，引起上行感染，或灌洗液在阴道停留时间过短，穹窿部及阴道部的某些皱襞处未能洗净。③操作过程动作轻柔并询问患者感受，如有不适及时处理
	2	查对患者，协助患者取舒适体位，暴露操作部位，注意保暖并保护患者隐私，嘱其排空膀胱，铺一次性卫生垫，取膀胱截石位，放置污物桶	
	3	将配置好的中药灌洗液50~100 mL倒入，溶液温度为41℃~43℃，灌洗筒挂于距液面60~70 cm高处，排去管内空气	
	4	戴一次性手套，放置扩阴器充分暴露宫颈，先用消毒棉球擦洗会阴及宫颈穹窿—阴道前后壁，然后将灌洗液沿阴道壁灌入阴道内，保留20分钟	
	5	治疗过程中密切观察患者情况，观察患者的反应，如有瘙痒、疼痛等不适症状，及时停止，遵医嘱适当处理	
	6	20分钟后，将药液擦出，擦干外阴，协助患者穿好衣裤	
	7	核对医嘱，洗手，做好记录并签名	
	8	用物按《医疗机构消毒技术规范》处理	
	9	洗手	
	10	按要求记录，签全名	
评价	1	操作方法是否正确，手法是否熟练；是否有效沟通、人文关怀；患者症状有无缓解	

(四)中药阴道灌洗术流程图

中药阴道灌洗术流程见图7-3。

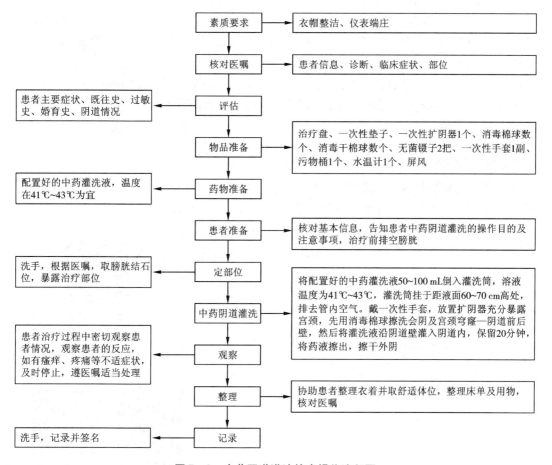

素质要求 → 衣帽整洁、仪表端庄

核对医嘱 → 患者信息、诊断、临床症状、部位

患者主要症状、既往史、过敏史、婚育史、阴道情况 → **评估**

物品准备 → 治疗盘、一次性垫子、一次性扩阴器1个、消毒棉球数个、消毒干棉球数个、无菌镊子2把、一次性手套1副、污物桶1个、水温计1个、屏风

配置好的中药灌洗液，温度在41℃~43℃为宜 → **药物准备**

患者准备 → 核对基本信息，告知患者中药阴道灌洗的操作目的及注意事项，治疗前排空膀胱

洗手，根据医嘱，取膀胱结石位，暴露治疗部位 → **定部位**

中药阴道灌洗 → 将配置好的中药灌洗液50~100 mL倒入灌洗筒，溶液温度为41℃~43℃，灌洗筒挂于距面面60~70 cm高处，排去管内空气。戴一次性手套，放置扩阴器充分暴露宫颈，先用消毒棉球擦洗会阴及宫颈穹窿—阴道前后壁，然后将灌洗液沿阴道壁灌入阴道内，保留20分钟，将药液擦出，擦干外阴

患者治疗过程中密切观察患者情况，观察患者的反应，如有瘙痒、疼痛等不适症状，及时停止，遵医嘱适当处理 → **观察**

整理 → 协助患者整理衣着并取舒适体位，整理床单及用物，核对医嘱

洗手，记录并签名 → **记录**

图7-3 中药阴道灌洗技术操作流程图

四、常见不良反应与处理

中药阴道灌洗常见不良反应有烫伤、上行感染、阴道黏膜和宫颈组织损伤等。

(一)阴道黏膜和宫颈组织损伤

(1)临床表现：局部烧灼、疼痛、干涩、红肿、白带增多等。

(2)原因：阴道黏膜不耐热，药液温度过高容易致烫伤；操作动作粗暴。

(3)处理：立即停止灌洗，给予对症处理。

(4)预防：溶液温度以41℃~43℃为宜。滴虫性阴道炎用酸性溶液；念珠菌性阴道炎用碱性溶液；非特异性炎症患者则用一般溶液或0.9%氯化钠溶液灌洗。嘱患者放松，放置扩阴器时动作轻柔，并充分暴露宫颈。

（二）上行感染

（1）临床表现：低热、下腹隐痛、腰骶部酸痛、肛门坠胀、乏力等。

（2）原因：灌洗筒液面距床沿超过 70 cm，灌洗压力过大，水流速度过快，使溶液或阴道分泌物流入子宫腔，引起上行感染，或灌洗液在阴道停留时间过短，穹窿部及阴道壁的某些皱褶处未能洗净。

（3）处理：密切观察病情变化，监测生命体征，遵医嘱给予抗感染治疗。

（4）预防：灌洗筒液面距床沿不超过 70 cm；阴道分泌物较多时，灌洗前尽量把阴道内的分泌物擦净。

五、深度阅读

随着阴道灌洗技术的不断应用，臭氧灌洗疗法作为一种新的治疗方法，逐渐被广泛应用于阴道炎的治疗中，且效果较为显著。

臭氧灌洗疗法

六、学习测验

学习测验客观题　　学习测验主观题

本章小结

　　本章重点介绍了中药雾化吸入、中药灌肠术、中药阴道灌洗三种中医内治技术，是中药口服之外的药物内治方法。中医内治技术操作方便，疗效明显，已在临床上广泛应用，不仅是治疗内科疾病的主要方法，而且在外科、儿科、妇科、肛肠科等也经常使用。中医内治技术既可单独使用，又可和外治法配合使用，相得益彰，收到良好的临床效果。

第八章
运动法

运动法PPT课件

学习目标

识记：1. 能正确概述各项运动法的注意事项。
　　　2. 能准确说出各项运动法的流程。
理解：能理解各项运动法的适应证。
运用：能运用各项运动法指导养生调养。

　　传统运动养生起源于原始巫舞，自《黄帝内经》之后，运动养生之术便与中医学说相互融合、渗透又共同丰富发展。传统运动养生以中医学理论为基础，运用阴阳互补、动态平衡、五行反馈、整体把握的思维方法和基本理论，经过数千年的养生活动和生活实践，逐渐形成了"六字诀、太极拳、五禽戏、八段锦、导引术"等多种类型的传统运动体系，促使人们形成保持机体平衡的自我意识和行为习惯，达到强身健体和延年益寿的目的，本章介绍常用的4种养生方法。

第一节　六字诀

六字诀是我国古代流传下来的一种养生方法，早在南北朝时梁代已有记载，经过数百年的传承与发展，形成了各种改良的六字诀。现在，六字诀已成为大众普遍接受的养生保健方式，且其新作用在不断被探讨。

一、概述

(一)定义

六字诀，又称六字气诀，是将呼吸吐纳与动作相结合的一种传统保健方法。呼气吐字，并配合肢体导引是其功法操作的核心内容。练习时，吸气默念字，全身放松并适当延长呼气，呼、吸默念的字有"嘘""呵""呼""呬""吹"和"嘻"。

(二)发展史

《庄子·刻意》言："吹呴呼吸，吐故纳新，熊经鸟申，为寿而已矣。"《黄帝内经》亦有依靠呼吸调节治疗"息积"疾病的记载。南北朝时期六字诀功法初具雏形，陶弘景在《养性延命录》中发明长吸法，通过不同口型发出"嘘""呵""呼""吹""呬""嘻"等6种不同字音，对应相应脏腑，以此来调节气血阴阳和疏通经络，使呼吸锻炼的方法有了新的发展。隋代巢元方在《诸病源候论》中有关导引法记载，也对六字诀进行了详细的阐述，并强调六字诀要配合四季的变化。唐代孙思邈按五行相生顺序，配合四时季节，编写卫生歌，奠定了六字诀的治病基础。明清时期，六字诀的治病机理变得清晰和系统，并且开始与肢体动作配合起来。新中国成立后，国家体育总局创编了"健身气功·六字诀"，形成了科学化和规范化的六字诀功法。如今，六字诀在健身保健、疾病防治等方面的临床研究越来越多，也越来越受到人们重视。

(三)原理与作用

六字诀是在中医学理论指导下，按春、夏、秋、冬四时节序，配合角、徵、宫、商、羽五音的发音口型及五脏属性，以呼吸、意念和肢体引导，吸入天地之清气，吐出脏腑之浊气，引地阴之气上升，吸天阳之气下降，结合后天之营卫，推动真元，使气血畅行，濡养五脏六腑，以达活血化瘀、解毒散结、健康身心和延年益寿之功效。

二、适应证与禁忌证

六字诀可用于治疗各种脏腑功能失调病证。在防治呼吸系统、心血管系统和精神系统疾病等方面有较好的临床疗效。

(1)提高呼吸功能，改善慢性阻塞性肺疾病患者的肺功能及运动耐力。

(2)稳定情绪。能调节心率的快慢，提高患者的心功能。能改善习练者的情绪、心理,有助于缓解焦虑等。

（3）其他。有助于缓解孕妇便秘；有助于调节老年妇女的激素水平,防治骨质疏松;改善青光眼患者的视功能等。

三、练习方法及注意事项

1. 练习方法

详见表8-1。

六字诀操作视频

表8-1　六字诀的动作与作用功效

环节	动作	作用功效
预备式	两脚平行站立,周身中正,与肩同宽,两膝微屈,头正颈直,下颌微收,竖脊含胸,两臂自然下垂,唇齿合拢,舌尖放平,轻贴上腭,目视前下方	
起势	吸气,两臂从体侧徐徐抬起,手心向下,待手腕与肩相平时,以肘为轴转动前臂,手心翻向上,旋臂屈肘使指尖向上,掌心相对,高不过眉。向中合拢至两掌将要相合时,向内画弧,两手心转向下,指尖相对,目视前方。呼气,两手似按球状,由胸前徐徐下落至腹前,两臂自然下垂,恢复预备式	
第一式"嘘"	两手重叠于小腹上,左手下,右手上,内外劳宫穴相对,以下手的鱼际穴压在脐下边沿上,开始呼气并念"嘘",两眼随吐气念字慢慢尽力瞪圆	"嘘"字诀与肝相应,具有泄出肝之浊气,调理肝脏功能的作用,同时配合两目圆睁,还起到疏肝明目的功效
第二式"呵"	两臂从侧前方抬起,吸气。手慢慢下按时呼气读"呵"字,呼气尽时两手正好至小腹前。然后两臂下垂,轻合嘴唇,自然吸气	"呵"字诀与心相应,具有泄出心之浊气,调理心脏功能的作用。通过捧掌上升、翻掌下插,外导内行起到调理心肾功能的作用
第三式"呼"	两手自体侧如托物抬至下丹田,右手上提稍快,左手上提稍慢,同时吸气;当右手抬至中脘,随吐气念"呼"字之势向外翻转,向上托举,同时左手翻转下按。呼气尽时右手上托至头部前上方,左手下按至左胯旁,同理换手做左手上举动作	"呼"字诀培脾病,具有泄出脾脏之浊气,促进肠胃蠕动、健脾和胃、消食导滞的作用
第四式"呬"	两臂向腹前抬起,手心朝上,手指尖相对应如捧物到胸口窝膻中穴处,两臂内旋翻转手心向外成立掌,吸气,然后向左右展臂宽胸推掌如鸟之张翼。推掌时开始呼气并读"呬"字,呼气尽时两臂自然下落	"呬"字诀补肺病,有疏通手太阴肺经经脉、宣肺化痰、止咳利咽的功效

环节	动作	作用功效
第五式"吹"	两臂自体侧经腰隙向前抬起，在胸前膻中穴撑圆，两手指尖相对如抱重物，同时吸气。呼气发"吹"音，身体下蹲足五趾点地，两臂随之下落，虚抱两膝，直至呼气尽后两脚跟稍用力，慢慢站起两臂自然下落	"吹"字诀治肾病，口吐"吹"字有疏通足少阳肾经经脉、调和全身气机的作用
第六式"嘻"	两臂由体侧抬起，手心朝上，手指尖相对如捧物之状，抬至胸口(膻中穴)，两臂内旋翻手心向外，吸气；向上托时呼气读"嘻"，托至头部前上方，指尖相对，呼气尽。接着两臂外旋变立掌，手心朝里经面部，胸前下落，至乳房时两手劳宫穴对乳中穴，指尖相对应，接着转指尖向下，手贴身体下垂于身体两侧	"嘻"字诀理三焦，有助于五脏六腑功能的调整和气的运行

2. 注意事项

(1)注意口型，发音准确。练习六字诀时，要坚持出声的原则，初学者可以采用吐气的方式体会发声的方式和发声时的嘴型，并在发声的过程中不断的校正，提高音准，达到发声但是无声的境界。

(2)注意呼吸，动作舒缓。练习六字诀时，呼吸应尽可能轻微、柔和，尽量将呼吸的速度放慢，避免太过用力呼吸导致腹部过度收缩和鼓胀，产生消极作用。同时将呼吸与动作结合，通过动作的起伏来感知呼吸的力度和方式，做到微微呼吸，动作轻盈，进而达到绵绵若存的效果和状态。

课程思政

六字诀在新时代发挥新作用

2020 年 3 月 2 日，习近平在北京考察新冠肺炎防控科研攻关工作，并在清华大学医学院主持召开座谈会，会上指出要坚持中西医结合、中西药并用防治新冠肺炎。为落实习近平总书记的指示精神，加快新冠肺炎恢复期康复，国家卫生健康委员会办公厅和国家中医药管理局办公室印发了《新型冠状病毒肺炎恢复期中医康复指导建议(试行)》，推荐使用"呼吸六字诀"加速康复，发挥传统养生运动在新时代的独特优势。

四、学习测验

学习测验客观题　　学习测验主观题

第二节　太极拳

太极拳，国家级非物质文化遗产，是传统武术养生文化的精髓。其具有圆转灵活、刚柔相济、阴阳相合的特点，可以平和阴阳、疏通经络、调节神经，有助于改善血液循环，提高机体免疫力，降低抑郁和焦虑水平，具有防病、治病、健身的作用。目前，太极拳已传播到 150 多个国家和地区。

一、概述

（一）定义

"太极拳"，古时又称"长拳""软手""绵拳"或"十三势"，是一种依靠运动者舒缓的动作维持体内协调平衡、松紧有持、阴阳同济的体育运动形式。18 世纪末山西王宗岳用《周子全书》中阴阳太极哲理解释拳意，著《太极拳论》，从此普遍采用"太极拳"这一称谓。

太极拳以中国传统儒、道哲学中的太极、阴阳辩证理念为核心思想，集颐养性情、强身健体、技击对抗等多种功能为一体，结合易学、中医经络学、古代的导引术和吐纳术形成的一种内外兼修、柔和、缓慢、轻灵、刚柔相济的中国传统拳术。

（二）发展史

"太极"最早见于《易传·系辞》："易有太极，是生两仪，两仪生四象，四象生八卦。"在我国传统文化中，太极是阴阳未分，天地混沌时期，因为大到极点，故称之为"太极"。

太极拳的起源与创始人，众说纷纭。有"梁朝的程灵洗""唐朝的许宣平"和"元末明初的武当道士张三丰""河南温县陈家沟陈卜""乾隆年间的王宗岳"及"唐豪考证的温县陈家沟陈王廷"等。最为盛行的是"张三丰创拳说"和"陈王廷创拳说"。但太极拳在历史发展中也有其自身的规律。因此，太极拳的起源和创始不应该局限在某一个人的身上，而应该是在继承和发展民间及军队中各种拳法的基础上，结合古代导引术和吐纳术，并汲取阴阳、五行及中医的经络学说，发展而成的一种内外兼修的新型拳种。

经过近 200 年的长期演变，太极拳形成了许多流派，其中流传较广或特点较明显的有陈式、杨式、吴式、孙式和武式。同时，由太极拳而生成的太极器械套路，如太极剑、太极刀、太极枪、太极扇等，也是其拳系中的重要内容。1956 年，为了便于太极拳运动的普及和推广，原中华人民共和国体育运动委员会取材于杨式太极拳的动作和风格，以删繁就简、去除重复为原则，创编了简化太极拳(二十四式)与太极剑(三十二式)，因该两套套路简单易学、易于推广，现已成为了太极拳运动的代表作。因太极拳运动交流活动日益频繁，中国武术研究院于1989年组织国内太极拳名家编创了太极拳竞赛套路(四十二式)以及陈、杨、吴、孙式竞赛太极拳套路。太极拳竞赛套路(四十二式)吸收了传统太极拳套路的技术，内容充实、风格突出、结构严谨、难度适中，主要用于推广交流和太极拳竞赛。本节主要介绍简化太极拳(二十四式)。

(三)原理与作用

各式太极拳虽风格各异，各具特征，但拳理相通，其运动特点、动作要领和健身作用，基本上是一致的。

1. 运动特点

(1)轻松柔和。太极拳架式平和舒展，动作要求不拘不僵，无忽起忽落的明显变化和激烈的跳跃动作。

(2)连贯均匀。从"起势"到"收势"，整套太极拳动作无论是动作的虚实变化还是姿势过渡转换，都如行云流水，绵绵不断。

(3)圆活自然。太极拳运动时动作应避免直来直去，要运用腰脊带动四肢进行活动。

(4)协调完整。太极拳运动要求上下相随、内(意识、呼吸)外(躯干、四肢动作)一体，以腰为轴来带动。

2. 动作要领

(1)意识引导动作。"神为主帅，身为驱使""意动形随"。要把注意力贯注到动作中去，所有的动作都要用意识来支配。

(2)注意放松，不用拙力。在身体自然活动或稳立的情况下，使某些可能放松的肌肉和关节做到最大限度的放松，使劲力集中到一点，避免僵劲和拙力。

(3)虚实分明，重心稳定。保持身体平衡稳定，使虚实得当。如旋转动作时应先把身体稳住再提腿换步；进退动作时应先落脚而后再慢慢改变重心。

(4)呼吸自然，配合动作。练习太极拳时，要求呼吸自然，使之符合太极拳"气以直养而无害"的原则。一般由实转虚，劲力含蓄，动作屈合时，配以吸气；由虚转实，劲力沉实集中，动作开伸时，配以呼气。

3. 健身保健作用

研究证实，太极拳既是一种合乎生理和体育原理的健身运动，又是一种治疗疾病的有效手段。练拳时要求精神集中，"意守丹田"，做到"心静用意"，可增强中枢神经系统机能，提高自我意识控制能力；"气沉丹田"的腹式呼吸，能改善循环系统功能，有助于保持心脏、血管和淋巴系统的健康；"深、长、细、缓、匀、柔"的腹式呼吸，保持了"腹实胸宽"状态，增强呼吸功能，扩大了肺活量；膈肌、腹肌的收缩和舒张，对内脏器官是一种自我"按摩"，促进了消化功能和体内物质代谢；由于肌肉和骨骼不断地完成太极拳的螺旋式的弧形运动，使关节周围的肌肉、关节囊和关节韧带受到良好锻炼，增强了关节的稳固性、柔韧性和灵活性。从中医角度来讲，太极拳的"主宰于腰""虚灵顶劲""气沉丹田",是锻炼任脉、督脉、冲脉、带脉的重要方法;"缠绕运动,劲贯四肢""一动无有不动",触动手三阴经、手三阳经和足三阴经、足三阳经,使气血循经络互流。所以,当太极拳练到一定的时间,一般都会产生腹鸣,指尖酸麻、发胀、针刺等感觉,这是体内真气运行的现象,是经络畅通的反应。

二、适应证与禁忌证

太极拳适合于不同年龄、性别和体质的人锻炼,尤其是中老年人、妇女、脑力劳动者、体弱者和慢性病患者。

疾病急性期、病情不稳定期或眩晕严重者禁用。

三、练习方法及注意事项

1. 练习方法

太极拳操作视频

简化太极拳(二十四式)整套动作分为八组,包括"起势""收势"等24个动作,练习时间5~6分钟,动作说明及练习要点详见表8-1。

表8-1　简化太极拳(二十四式)动作说明及练习要点

环节	动作	练习要点
预备势	身体自然站立,两脚并拢,两手垂于大腿外侧;头项正直,口闭齿扣,胸腹放松;眼平视前方	
起势	(1)左脚开立:左脚向左分开,两脚平行同肩宽。 (2)两臂前举:两臂慢慢向前平举,自然伸直,两手心向下。 (3)屈腿按掌:两腿慢慢屈膝半蹲,同时两掌轻轻下按至腹前	起脚时先提脚跟,高不过足踝,落脚时前脚掌先着地,要做到点起点落、轻起轻落。上举两臂时,不可耸肩,不要出现指尖朝下的"折腕"。屈膝时松腰敛臀,上体保持正直,两掌下按时沉肩垂肘
左右野马分鬃		
左野马分鬃	(1)抱球收脚:上体稍右转,右臂屈抱于右胸前,左臂屈抱于腹前,成右抱球;左脚收至右脚内侧成丁步。 (2)弓步分手:上体左转,左脚向左前方迈出一步,成左弓步;同时两掌前后分开,左手心斜向上,右手按至右胯旁,两臂微屈	弓步时,不可将重心过早前移,造成脚掌沉猛落地,后脚应有蹬碾动作。分手与弓步要协调同步。转体撇脚时,先屈后腿,腰后坐,同时两臂自旋
右野马分鬃	(1)抱球收脚:重心稍向后移,左脚尖翘起外撇;上体稍左转,左手翻转在左胸前屈抱,右手翻转前摆,在腹前屈抱,成左抱球;重心移至左腿,右脚收至左脚内侧成丁步。 (2)弓步分手:同前弓步分手,惟左右相反	
左野马分鬃	同前左野马分鬃	

续表 8 – 1

环节	动作	练习要点
白鹤亮翅		
跟步抱球	上体稍左转，右脚向前跟步，落于左脚后；同时两手在胸前屈臂抱球	抱球与跟步要同时，转身时身体侧转不超过 45°，左脚前移与分手同时完成
虚步分手	上体后坐并向右转体，左脚稍向前移动，成左虚步；同时右手分至右额前，掌心向内，左手按至左腿旁，上体转正；眼平视前方	
左右搂膝拗步		
左搂膝拗步	(1)收脚托掌：上体右转，右手至头前下落，经右胯侧向后方上举，与头同高，手心向上，左手上摆，向右划弧落至右肩前；左脚收至右脚内侧成丁步；眼视右手。(2)弓步搂推：上体左转，左脚向左前方迈出一步成左弓步；左手经膝前上方搂过，停于左腿外侧，掌心向下，指尖向前，右手经肩上，向前推出，右臂自然伸直	两手划弧时要以腰带动；推掌时要沉肩垂肘，坐腕舒掌。搂推协调，转身蹬地推掌
右搂膝拗步	(1)收脚托掌：重心稍后移，左脚尖翘起外撇，上体左转，右脚收至左脚内侧成丁步；右手经头前划弧摆至左前肩，掌心向下，左手向左上方划弧上举，与头同高，掌心向上；眼视左手。(2)弓步搂推：同前弓步搂推，惟左右相反	
左搂膝拗步	动作与右搂膝拗步相同，惟左右相反	
手挥琵琶	(1)跟步展臂：右脚向前收拢半步落于左脚后；右臂稍向前伸展。(2)虚步合手：上体稍向左回转，左脚稍前移，脚跟着地，成左虚步；两臂屈肘合抱，右手与左肘相对，掌心向左	两手摆掌时有上挑并向里合之意。合臂时腰下沉，两臂前伸，腋下虚空
左右倒卷肱		
右倒卷肱	(1)退步卷肱：上体稍右转，两手翻转向上，右手随转体向后上方划弧上举至肩上耳侧，左手停于体前；上体稍左转；左脚提起向后退一步，脚前掌轻轻落地；眼视左手。(2)虚步推掌：上体继续左转，重心后移，成右虚步；右手推至体前，左手向后、向下划弧，收至左腰侧，手心向上；眼视右手	转身时用腰带手后撤，走斜弧形路线。提膝屈肘和左掌翻手都要同步完成。推掌走弧形且坐腕、展掌、舒指
左倒卷肱	(1)退步卷肱：同前退步卷肱，惟左右相反。(2)虚步推掌：同前虚步推掌，惟左右相反	
右倒卷肱	同前右倒卷肱	
左倒卷肱	同前左倒卷肱	

环节	动作	练习要点
左揽雀尾	(1)抱球收脚：上体右转，右手向侧后上方划弧，左手在体前下落，两手呈右抱球状；左脚收成丁步。 (2)弓步掤臂：上体左转，左脚向左前方迈成左弓步；两手前后分开，左臂半屈向体前掤架，右手向下划弧按于左胯旁，五指向前；眼视左手。 (3)转体摆臂：上体稍向左转，左手向左前方伸出，同时右臂外旋，向上、向前伸至左臂内侧，掌心向上。 (4)转体后捋：上体右转，身体后坐，两手同时向下经腹前向右后方划弧后捋，右手举于身体侧后方，掌心向外，左臂平屈于胸前，掌心向内；眼视右手。 (5)弓步前挤：重心前移成左弓步；右手推送左前臂向体前挤出，两臂撑圆。 (6)后坐引手：上体后坐，左脚尖翘起；左手翻转向下，右手经左腕上方向前伸出，掌心转向下，两手左右分开与肩同宽，两臂屈收后引，收至腹前，手心斜向下。 (7)弓步前按：重心前移成左弓步；两手沿弧线推至体前	捋时要转腰带手，不可直臂、折腕。挤时松腰、弓腿一致。按时两手沿弧线向上、向前推按
右揽雀尾		
转体分手	重心后移，上体右转，左脚尖内扣；右手划弧右摆，两手平举于身体两侧；头随右手移转	由左势向右势转化时，左脚尽量里扣。右手随身体右转平行向右划弧时，左手不可随着向右摆动。重心移动变化时，上体保持正直，随腰转动
抱球收脚	左腿屈膝，重心左移，右脚收成丁步；两手呈左抱球状	
弓步掤臂	同前弓步掤臂，惟左右相反	
转体摆臂	同前转体摆臂，惟左右相反	
转体后捋	同前转体后捋，惟左右相反	
弓步前挤	同前弓步前挤，惟左右相反	
后坐引手	同前后坐引手，惟左右相反	
弓步前按	同前弓步前按，惟左右相反	
单鞭	(1)转体运臂：上体左转，左腿屈膝，右脚尖内扣；左手向左划弧，掌心向外，右手向左划弧至左肘前，掌心转向上；视线随左手运转。 (2)勾手收脚：上体右转，右腿屈膝，左脚收成丁步；右手向上向左划弧，至身体右前方变成勾手，腕高与肩平，左手向下、向右划弧至右肩前，掌心转向内；眼视勾手。 (3)弓步推掌：上体左转，左脚向左前方迈出成左弓步；左手经面前翻掌向前推出	重心移动平稳，两腿要虚实分明。做勾手时右臂不要过直。推掌时随上体转动，弓腿，翻掌前推

环节	动作	练习要点
云手	(1)转体松勾：上体右转，左脚尖内扣；左手向下、向右划弧至右肩前，掌心向内，右勾手松开变掌。 (2)左云收步：上体左转，重心左移，右脚向左脚收拢，两腿屈膝半蹲，两脚平行向前成小开立步；左手经头前向左划弧运转，掌心渐渐向外翻转，右手向下、向左划弧运转，掌心渐渐转向内；视线随左手运转。 (3)右云开步：上体右转，重心右移，左脚向左横开一步，脚尖向前；右手经头前向右划弧运转，掌心逐渐由内转向外，左手向下、向右划弧，停于右肩前，掌心渐渐翻转向内；视线随右手运转。 (4)左云收步：同前左云收步。 (5)右云开步：同前右云开步。 (6)左云收步：同前左云收步	以腰为轴，转腰带手交叉划圆。上下肢要协调一致不可脱节。身体平移，不可起伏
单鞭	(1)转体勾手：上体右转，重心右移，左脚跟提起；右手向左划弧，至右前方掌心翻转变勾手；左手向下向右划弧至右肩前，掌心转向内；眼视勾手。 (2)弓步推掌：同前弓步推掌	同前单鞭
高探马	(1)跟步翻手：后脚向前收拢半步；右手勾手松开，两手翻转向上，肘关节微屈。 (2)虚步推掌：上体稍右转，重心后移，左脚稍向前移成左虚步；上体左转，右手经头侧向前推出；左臂屈收至腹前，掌心向上	跟步时上体正直，不可起伏。推手与成虚步同时
右蹬脚	(1)穿手上步：上体稍左转，左脚提收向左前方迈出，脚跟着地；右手稍向后收，左手经右手背上方向前穿出，两手交叉，左掌心斜向上，右掌心斜向下。 (2)分手弓步：重心前移成左弓步；上体稍右转，两手向两侧划弧分开，掌心皆向外；眼视右手。 (3)抱手收脚：右脚收成丁步；两手向腹前划弧相交合抱，举至胸前，右手在外，两掌心皆转向内。 (4)分手蹬脚：两手手心向外撑开，两臂展于身体两侧，肘关节微屈，腕与肩平；左腿支撑，右腿屈膝上提，脚跟用力慢慢向前上方蹬出，脚尖上勾，膝关节伸直，右腿与右臂上下相对，方向为右前方约30°；眼视右手	两手交叉距离胸部20 cm，身体左转45°。蹬脚过腰，两手高不过头。分手撑掌与蹬脚同时完成
双峰贯耳	(1)屈膝并手：右小腿屈膝回收，左手向体前划弧，与右手并行落于右膝上方，掌心皆翻转向上。 (2)弓步贯拳：右脚下落向右前方上步成右弓步；两手握拳经两腰侧向上、向前划弧摆至头前，两臂半屈成钳形，两拳相对，同头宽，拳眼斜向下	弓步的方向与右蹬脚的方向一致。弓步贯拳时肘关节下垂，上体正直

续表 8-1

环节	动作	练习要点
转身左蹬脚	(1)转体分手：重心后移，左腿屈坐，上体左转，右脚尖内扣；两拳松开，左手向左划弧，两手平举于身体两侧，掌心向外；眼视左手。 (2)抱手收脚：重心右移，右腿屈膝后坐，左脚收至右脚内侧成丁步；两手向下划弧交叉合抱，举至胸前，左手在外，两手心皆向内。 (3)分手蹬脚：同右蹬脚，惟左右相反	转身时，应充分坐腿扣脚，上体保持正直，不可低头弯腰。左蹬脚与右蹬脚的方向要对称
左下势独立	(1)收脚勾手：左腿屈收于右小腿内侧；上体右转，右臂稍内合，右手变勾手，左手划弧摆至右肩前，掌心向右；眼视勾手。 (2)仆步穿掌：上体左转，右腿屈膝，左腿向右前方伸出成左仆步；左手经右肋沿左腿内侧向左穿出，掌心向前，指尖向左；眼视左手。 (3)弓腿起身：重心移向左腿成左弓步；左手前穿并向上挑起，右勾手内旋，置于身后。 (4)独立挑掌：上体左转，重心前移，右腿屈膝提起成左独立步；左手下落按于左胯旁，右勾手下落变掌，向体前挑起，掌心向左，高于眼平，右臂半屈成弧	仆步穿掌时上体不可前倾。由仆步转换独立步时，一定要充分做好两脚的外撇和内扣。独立挑掌时前手肘与膝相对
右下势独立	(1)落脚勾手：右脚落于左脚右前方，脚前掌着地，上体左转，左脚以脚掌为轴随之扭转；左手变勾手向上提举于身体左侧，高与肩平，右手划弧摆至左肩前，掌心向右；眼视勾手。 (2)仆步穿掌：同前仆步穿掌，惟左右相反。 (3)弓步起身：同前弓步起身，惟左右相反。 (4)独立挑掌：同前独立挑掌，唯左右相反	右脚前掌应落在左脚右前方 20 cm 处。仆步穿掌时，应先把右脚提起后再伸出
左右穿梭		
右穿梭	(1)落脚抱球：左脚向左前方落步，脚尖外撇，上体左转；两手呈左抱球状。 (2)弓步架推：上体右转，右脚向右前方上步成右弓步；右手向前上方划弧，翻转上举，架于右额前上方，左手向后下方划弧，经肋前推至体前，高与鼻平；眼视左手	做弓步架推时，手脚方向一致，两掌要有滚动上架与前推
左穿梭	(1)抱球收脚：重心稍后移，右脚尖外撇，左脚收成丁步；上体右转，两手在右肋前上下相抱。 (2)弓步架推：同前弓步架推，惟左右相反	

环节	动作	练习要点
海底针	(1) 跟步提手：右脚向前收拢半步，随之重心后移，右腿屈坐；上体右转，右手下落屈臂提抽至耳侧，掌心向左，指尖向前，左手向右划弧下落至腹前，掌心向下，指尖斜向右。 (2) 虚步插掌：上体左转向前俯身，左脚稍前移成左虚步；右手向前下方斜插，左手经膝前划弧搂过，按至左大腿侧；眼视右手	右手随转体在体侧划一立圆提于右耳侧。插掌时不可因前俯而弯腰驼背。上下肢动作必须协调同步
闪通臂	(1) 提手收脚：上体右转，恢复正直；右手提至胸前，左手屈臂收举，指尖贴近右腕内侧；左脚收至右脚内侧。 (2) 弓步推掌：左脚向前上步成左弓步；左手推至体前，右手撑于头侧上方，掌心斜向上，两手分展；眼视左手	两手先上提后分开。右手上撑向后引拉。前手、前腿上下相对
转身搬拦拳	(1) 转体扣脚：重心后移，右腿屈坐，左脚尖内扣；身体右转，右手摆至体右侧，左手摆至头左侧，掌心均向外；眼视右手。 (2) 坐腿握拳：重心左移，左腿屈坐，右腿自然伸直；右手握拳向下、向左划弧停于左肋前，拳心向下，左手举于左额前；眼向前平视。 (3) 踩脚搬拳：右脚提收至左脚内侧，再向前迈出，脚跟着地，脚尖外撇；右拳经胸前向前搬压，拳心向上，高与胸平，肘部微屈，左手经右前臂外侧下落，按于左胯旁；眼视右拳。 (4) 转体收拳：上体右转，重心前移，右拳向右划弧至体侧，拳心向下，左臂外旋，向体前划弧，掌心斜向上。 (5) 上步拦掌：左脚向前上步，脚跟着地；左掌拦至体前，掌心向右，右拳翻转收至腰间，拳心向上；眼视左掌。 (6) 弓步打拳：上体左转，重心前移成左弓步；右拳向前打出，肘微屈，拳眼向上，左手微收，掌指附于右前臂内侧，掌心向右	身体右转时，左脚尽力内扣。垫步时勿抬脚过高，迈出时脚尖外撇
如封似闭	(1) 穿手翻掌：左手翻转向上，从右前臂下向前穿出；同时右拳变掌，也翻转向上，两手交叉举于体前。 (2) 后坐收掌：重心后移，两臂屈收后引，两手分开收至胸前，与胸同宽，掌心斜相对；眼视前方。 (3) 弓步按掌：重心前移成左弓步；两掌经胸前弧线向前推出，高与肩平，宽与肩同	后坐收掌时避免上体后仰。弓步按掌时两掌由下向上、向前推按

续表 8 – 1

环节	动作	练习要点
十字手	(1)转体扣脚：上体右转，重心右移，右腿屈坐，左脚尖内扣；右手向右摆至头前，两手心皆向外；眼视右手。 (2)弓腿分手：上体继续右转，右脚尖外撇侧弓，右手继续划弧至身体右侧，两臂侧平举，手心皆向外；眼视右手。 (3)交叉搭手：上体左转，重心左移，左腿屈膝侧弓，右脚尖内扣；两手划弧下落，交叉上举成斜十字形，右手在外，手心皆向内。 (4)收脚合抱：上体转正，右脚提起收拢半步，两腿慢慢直立；两手交叉合抱于胸前	转体扣脚与弓步分手要连贯衔接。两手划弧下落时不可弯腰低头
收势	(1)翻掌分手：两臂内旋，两手翻转向下分开，两臂慢慢下落停于身体两侧；眼视前方。 (2)并脚还原：左脚轻轻收回，恢复成预备姿势	翻掌分手时，左手在上，腕关节不要屈折挽花。垂臂落手与起身一致

2. 注意事项

(1)应选择场地宽阔平坦、环境安静、空气新鲜、气候较湿润的地方练习太极拳。

(2)太极拳练习时间宜选择在饭后半小时以上，饱食或饥饿状态下不宜练拳。

(3)练拳时，宜选择宽大、松软的衣服，鞋应当穿平底的运动鞋或布鞋，以适宜练拳时旋转、起跳、窜蹦等动作。冬季在屋外练拳应当戴手套，以防冻伤。

(4)起势的方向要与收势方向合住。练拳时按照金、木、水、火、土五行，选择起势站立方向。初学者应当面向北站立。

(5)太极拳练习务必锲而不舍，持之以恒，方可达到拳界之最高境界。

四、深度阅读

多项研究显示，太极拳的健身功效显著。持续的太极拳练习能增强心肌收缩力、降低血压、改善血脂、降低冠心病影响因子等，有助于改善机体的心血管系统功能；能改善肺通气量和肺活量，促进组织对氧的利用率，有助于改善机体的呼吸系统功能；能调节细胞免疫和体液免疫水平，提高机体的抗病能力，有助于提高机体的免疫系统功能；增强肌肉力量，改善关节活动度和平衡能力，有助于改善机体的运动系统功能。

五、学习测验

学习测验客观题　　　学习测验主观题

第三节 八段锦

预习案例

　　王某，女，50岁。主诉：反复腹胀腹痛半年，加重1周。
现病史：患者于半年前无明显诱因出现腹胀，腹痛，多于饭后
半小时发作，伴恶心，呕吐，呕吐物为胃内容物，无发热、腹
泻、胸闷、胸痛、呼吸困难等，1周来上症逐渐加重，在家自
服消炎药（具体不详），症状未减轻，遂来我院门诊求治。门
诊以"慢性胃炎"收住院治疗。自起病以来，患者精神佳，大
小便正常，食欲欠佳，体重无明显变化。
　　既往史：无外伤手术史、输血史、药物及食物过敏史。
　　思考
　　1.缓解胃胀气可反复锻炼八段锦哪几节？

　　八段锦是一套针对一定脏腑、病证而设计的练功功法，是中国古代导引术中的一个
重要组成部分。八节动作分别对应一句歌诀，内含动作要领、作用和锻炼目的。因简便
易学，历来深受人们喜爱，被比喻成"锦"（精美的丝织品），故名八段锦。

一、概述

（一）定义

　　八段锦，是以经络为基础配合呼吸共同运动，以达到通经活络、调理脏腑为目的的
导引养生方法。功法中的伸展、前俯、后仰、摇摆等动作，分别作用于人体的三焦、心
肺、脾胃、肾腰等部位和器官，可以防治心火、五劳七伤和各种疾病。

（二）发展史

　　八段锦的名称，最早见于宋人洪迈所编的《夷坚志》，该书记载："政和七年，李似矩
为起居郎……尝以夜半时起坐，嘘吸按摩，行所谓八段锦者"。"政和"是北宋徽宗的年
号。由此可见，北宋时八段锦就流传于世。从北宋时流传和发展到现在的八段锦，内容
丰富，大体可分为坐式和站式两大类。本节主要讲述的是站式八段锦。

　　八段锦的文字记载，开始不是歌诀形式的。南宋无名氏记述的八段锦，并非七言八
句，而是记述了字数多少不等的八条，各条之间也不押韵。到金元时期，特别是元末明
初，记述八段锦出现了歌诀的形式。歌诀有助于练习者对八段锦动作的背诵和记忆。

（三）原理与作用

八段锦以中医经络学为理论，用特定动作配合呼吸，以达到通经络、养脏腑、利关节和改善微循环的目的。因此八段锦不仅能锻炼到筋骨，还可以通过调理经络脏腑功能，以达到调脾胃、理三焦、去心火、固肾腰的作用。

二、适应证与禁忌证

（1）适用于常见慢性病。通过肢体运动，加强经络与脏腑的沟通，改善末梢循环功能；通过配合呼吸动作挤揉内脏，改善脾胃、三焦等脏腑功能。适合于功能性消化不良、肢体末梢较冷的亚健康人群，糖尿病、胃溃疡、高血压病等慢性病患者。对于不寐、水肿患者有缓解作用，对现代的颈椎病、腰椎病和全身关节疾病的调理有辅助作用。

（2）饭后半小时内禁忌该项运动，活动性胃溃疡不适宜。

三、练习方法及注意事项

1. 练习方法

练习方法详见表8-3。

八段锦操作视频

表8-3　八段锦的动作与作用功效

环节	动作	作用功效
起式	两脚并拢，自然站立，双臂自然垂于体侧；头项放松直立，下颚微内收，两眼平视；鼻部自然呼吸，意守丹田	放松，宁心，安神
第一段 两手托天理三焦	吸气，双脚打开与肩同宽，膝关节微屈，两手自身体两侧交叉在胸前翻掌至头上方，眼随两手，呼气头回正，两眼平视前方，两手分开向体侧缓慢落下，并步回到起式	第一式主要调理三焦。 三焦有通调水道功能，因此通过呼吸和手足配合式运动，起到机体向两端竖向拉伸作用，一是扩胸，二是调理气机，三是通调水道，四是对脊椎和腰背肌肉疼痛和圆背、驼背等不良姿势有改善
第二段 左右开弓似射雕	吸气双脚开大步，两手自体侧在胸前搭腕，掌心向里右手在外，身体下蹲成马步；呼气右手握拳拉弓，左手拇、示两指成八字撑开开弓，眼视左手，再双手向体侧缓慢落下，脚步回收与肩同宽。动作反向重复一次	第二式主要调理上焦心肺功能。 以扩胸动作配合呼吸，一方面可以吸进更多的清新空气，另一方面能通过肌肉运动促进心肺气血运行，最后通过马步加强腿部力量和身体稳定性

环节	动作	作用功效
第三段 调理脾胃须单举	双腿不动，吸气左手掌心向上举，右手掌心向下撑，双手分别用力，手肘伸直；呼气回原。动作反向重复一次	第三节主要调理脾胃。 通过双手的上下分向用力，使得胸腔与腹腔被牵拉，调节脾胃气机
第四段 五劳七伤往后瞧	双腿不动，吸气双膝关节微屈，两手掌心向下用力虚撑；呼气起身，双手手指尖朝前向后打开，头部向左后拧转，目视左手手指。 动作反向重复一次。	通过脊柱的伸展用力，锻炼腰背肌肉力量。通过颈椎的旋转往后注视，调整中枢神经系统功能，改善脑部供血供氧情况。防止"五劳七伤"
第五段 摇头摆尾去心火	吸气左脚向左平跨一大步，两手经体侧上举，下落按于膝上，呼气，屈膝下蹲成马步；吸气上体向左前方深俯，头向前顶伸，上身最大幅度向右倾斜旋转180°，重心移至右腿，呼气，臀部向左摆动，眼视右脚尖。 动作反向重复一次	通过呼吸及腰椎的运动，挤压腹腔、摇头摆臀、拧转腰胯，降低中枢神经系统兴奋性，起到清心泻火、宁心安神的功效。同时，可以通过腰部肌肉挤压到肾脏，从而对腰膝酸软的肾虚患者有作用
第六段 两手攀足固肾腰	双脚打开与肩同宽，吸气两手体前上举至头顶，抬头后仰，呼气时两手向下虚按至胸前，手掌向后转贴背部并沿线下行至脚后跟，同时直背弯腰俯身，两膝伸直。 动作重复一次。随呼吸回到起式	该动作一方面需要腰部前俯后仰，不仅可以充分伸展腰腹肌群，还能加强腹部肌肉的力量，另一方面，双手自胸部以下下行攀足，不仅可以按摩肾区，还能牵拉腿部后群肌
第七段 攒拳怒目增气力	双脚打开后成马步，两手握拳于腰间。吸气左拳向前匀速伸出，拳眼朝上，眼随手动，呼气拳变掌抓握后回收。 动作反向重复一次。随呼吸回到起式	该动作可以强健肝脏。怒目是利用"肝开窍于目"的思路加强肝的疏泻功能，从而调和气血，保证了肝的正常生理功能
第八段 背后七颠百病消	双脚并拢，身体直立，吸气收腹提肛踮起脚后跟，脚尖着地，呼气快速下落。双手放松于身体两侧。 随呼吸上下抖动7次	连续上下抖动使肌肉、小关节得以松动复位。随着动作的起落，疏通气血，意将病气、浊气从身上全部抖落，从而取得"百病皆消"的功效
结束	两手经体侧，上举于头顶上方，配合吸气；再经体前徐徐下按至腹前，配合呼气。重复多次后，立正还原	

2. 注意事项

在练习时，宜着宽松衣物，放松身体，形神合一，动作柔和，刚柔并济。

四、扩展阅读

现代八段锦，在融合古代的立式、坐式、八段、十二段基础上，国家体育总局健身气功管理中心委托北京体育大学对八段锦进行了重新研究与整理，将之定名为健身气功·八段锦、健身气功·十二段锦，向全国推广。

五、学习测验

学习测验客观题　　学习测验主观题

第四节　五禽戏

预习案例

> 患者，女，21岁。因间断腰痛2个月余住院。患者2个月前无明显诱因出现右侧腰痛，久坐或久站后加重，改变体位可缓解，未诊治。1个月前，于前倾体位时腰痛加重，弯腰或转身时加重，直立位略缓解，晨起有僵硬感，活动后可缓解。
>
> 思考
> 1.腰痛应该练习五禽戏中的哪种戏？

五禽戏是东汉名医华佗根据古代导引、吐纳、熊经、鸟伸之术，研究了虎、鹿、熊、猿、鸟五禽的活动特点后所编。华佗的五禽戏是直接取材于西汉刘晏《淮南子》的六禽戏而加以发展的。五禽戏寓医理于动作之中，寓保健康复效益于生动形象的"戏"之中，这是五禽戏区别于其他导引术的显著特征。

一、概述

（一）定义

五禽戏，是根据中医的脏腑学说，五禽配五脏，结合人体脏腑、经络和气血功能，编成的一套具有民族风格特色的导引术。虎戏主肝，能疏肝理气，舒筋活络；鹿戏主肾，能益气补肾，壮腰健胃；熊戏主脾，能调理脾胃，充实两肢；猿戏主心，能养心补脑，开窍益智；鸟戏主肺，能补肺宽胸，调畅气机。同时，人体是一个有机整体，五脏相辅相成，所以五禽戏中任何一戏的演练，既主治一脏的疾患，又兼顾其他各脏，能达到祛病强身、延年益寿的目的。

（二）发展史

华佗是最早推行保健与体育防治结合的先行者。华佗身体力行养生之道与五禽戏，而且传授给他的弟子吴普，"普施行之，年九十余，耳目聪明，齿牙完坚"。但是华佗五禽戏的操作方法在当时是没有文字记载的，只凭口授心传流行于世。北宋张君房《云笈七笺》所引的《养性延命录》有了文字记载，清代曹无极所著《万寿仙书》导引篇中有五禽戏图谱，有了历代文字记载与图说，从而发展演变成当代众多的五禽戏流派。

（三）原理与作用

五禽戏作为一种防治结合的传统保健导引术，其锻炼要求是比较严格的。每一禽戏的神态运用要形象，不仅要求形似，更重视神似，而且要做到心静体松、刚柔相济，以意领气、气贯周身，呼吸柔和缓慢，引伸肢体，动作紧凑而不慌乱。五禽戏的动作全面周到，从四肢百骸到五脏六腑，可以弥补日常活动中活动不到的部位，从而改善机体各部分功能，达到畅通经络、调和气血、活动筋骨、滑利关节的作用。

二、适应证与禁忌证

（1）疾病急性期禁练。
（2）腰椎、颈椎疾病较重者，需在专业人士指导下练习。

三、练习方法及注意事项

1. 练习方法
练习方法详见表8-4。
五禽戏，每一戏均分为两个动作。如虎戏的虎举和虎扑、鹿戏的鹿抵和鹿奔等。表中均写在一起，方便练习。

五禽戏操作视频

表8-4　五禽戏的动作与作用功效

环节	动作	作用功效
手形介绍	虎爪：五指张开，虎口撑圆，第一、二指间关节弯曲下扣。 鹿指：拇指向外撑开、伸直，示指、小指伸直，中指、环指弯曲内扣。 熊掌：五指弯曲，拇指扣压在示指第一指节上，其他四指并拢弯曲，虎口撑圆。 猿勾：五指指腹捏拢，屈腕。 鸟翅：五指伸直，拇指、示指、小指向上翘起，环指、中指并拢向下	
虎戏	起式后，吸气举虎爪，呼气虎爪下按，后转爪为半握空拳，随呼吸上提至胸口后，转拳为爪，向前划弧，同时上体前俯，目视前方，虎爪向前伸直，臀部向后牵拉	虎戏强调身体折叠时的柔韧度和威猛气势。可以牵拉腰背部和督脉，以促进气血畅通
鹿戏	以右腿为重心，左脚向前跨步，脚跟着地，同时身体右转，双手空拳向右摆起举至胸前。随呼吸左脚屈膝成左弓步，后重心后移，左脚伸直，右膝关节弯曲，双手空拳向上向前划弧，手掌心向外成鹿指，低头弓背收腹	鹿戏强调安舒，可通过背部拉伸改善颈背综合征、肩周炎等。由于运动到了脊椎且有拉伸，对脊柱畸形有调整作用
熊戏	直立低头放松，双手空拳自然下垂，拳眼相对。随呼吸抬头，双手提至腰间，固定腰胯，上身顺时针摆动。手部空拳随身体而动，但不贴近，不摩腹。随呼吸重心右移，左髋上提后成左弓步，身体右转，变拳为熊掌，左掌摆至左膝前，右掌摆至体后	熊戏主要运动的肌肉是腰腹部位。因此，熊戏以腰带动身体晃动，有滑利脊柱和髋关节、增强腰腹肌力量、调理脾胃的功效
猿戏	双手自然下垂下按，手指打开，随后耸肩收腹，提肛屈肘，提腕成猿勾。随呼吸，左脚后撤，重心右移，右脚收至左脚内侧成丁步。同时屈左臂，左手猿勾收至左腰间，右掌自下向左上方划弧至头部左侧	猿戏能健神，增强肢体的灵活性。左顾右盼的眼神对视神经和颈部有较好的锻炼作用
鸟戏	双腿屈膝下蹲，双手腹前交叉相叠，后转为鸟翅，掌心相对。随呼吸右腿伸直独立，左腿屈膝提至腰间，成金鸡独立样。双手摆为鸟翅样，自身体两侧平举	鸟戏以伸展为主。随鸟翅的伸展可以加强呼吸的深度，提膝独立可以加强身体的稳定性和平衡性

2. 注意事项

在练习时，宜着宽松衣物，放松身体，形神合一，动作灵动。适合于有传统保健运动基础的人群。

四、深度阅读

2001 年，国家体育总局健身气功管理中心成立后，委托上海体育学院迅速展开了对五禽戏的挖掘、整理与研究。并编写出版了《健身气功·五禽戏》，2003 年由人民体育出版社出版发行。"健身气功·五禽戏"其动作编排按照《三国志》的虎、鹿、熊、猿、鸟的顺序，动作数量按照陶弘景《养性延命录》的描述，每戏两动作，共 10 个动作，分别仿效虎之威猛、鹿之安舒、熊之沉稳、猿之灵巧、鸟之轻捷，力求蕴涵"五禽"的神韵。2006年，华佗五禽戏被人民政府批准为省级非物质文化遗产项目，2011 年又被国务院命名为第三批国家级非物质文化遗产项目。

五、学习测验

学习测验客观题　　学习测验主观题

本章小结

　　本章选取了六字诀、太极拳、八段锦、五禽戏作为中医传统保健运动的代表。此四种运动，从易到难，都是以经络 – 脏腑联系为基础，呼吸 – 运动模式为手段，达到养生保健的目的。六字诀适合心肺功能、体质较差的人群，太极拳偏向筋骨练习，八段锦适合脏腑功能偏弱但体质尚可的人群，五禽戏则需要一定的传统保健运动基础和较强的身体稳定性，适合于体质好、反应较为灵敏的人群。

第九章
五行音乐疗法

学习目标

识记：能准确复述五行音乐疗法的定义。
理解：能讲述中医五行音乐疗法的中医理论基础。
运用：能根据患者的病情选择合适的音乐。

　　五行音乐是在中医传统理论的基础上，将中医阴阳五行、天人合一等理论与音乐相结合，经过精心创作而成。五行音乐疗法是在五音调式的基础上，根据五音对应五脏的节律和特性对患者施乐，起到提高人体脏腑功能，促进气血津液协调运转的作用。

五行音乐疗法PPT课件

第一节　五行音乐疗法概述

朱某，男，48岁，干部。心悸、气短、乏力1年。患者既往身体欠佳，近1年来自觉心悸，胸闷，自购"补药"数种，服后效果不显。最近心悸发作频繁，神疲乏力，稍活动则汗出，气短，心悸加重。舌质浅淡，舌苔薄白，脉虚无力。

思考

1.根据五行音乐疗法，该患者应选择哪种乐曲？

一、五行音乐的起源和含义

西汉的《乐记》指出："凡音之起，由心生也。人心之动，物使之然也。感于物而动，故形于声。声相应，故生变，变成方，谓之音。比音而乐之，及干戚、羽旄，谓之乐。"此段文字描述了音乐的起源。《吕氏春秋·大乐》："音乐之所由来远矣。生于度量，本于太一。"这是"音乐"这一复合词首次出现。

在我国古代，阴阳学说、五行学说广泛地运用于自然界，以解释各种自然现象和客观规律。其中，用宫、商、角、徵、羽对各种声音加以概括，形成了中国古典音乐的五种基本音阶。以宫、商、角、徵、羽五个音阶及他们各自为主而谱写的调式或乐曲，便称之为"五行音乐"。《黄帝内经》把五音引入医学领域，将中医学中的阴阳五行、天人合一、形神合一等理论和音乐相结合，五音通过中医五行学说，与人的生理、心理、病理结合起来，形成了中医五行音乐，并以此来解释和治疗人们的一些躯体疾病和心理疾病。

二、中医五行音乐疗法的中医理论基础

五行音乐疗法解释和治疗疾病的理论基础建立在阴阳五行等中医基础理论之上，主要是包含阴阳平衡与调和、五音应五脏两个方面。

（一）阴阳平衡与调和

《吕氏春秋·大乐》"音乐之所由来者远矣。生于度量，本于太一。太一出两仪，两仪出阴阳。阴阳变化，一上一下，合而成章。"此段文字描述了音乐可以调节阴阳的理论基础。《素问·针解》记载"……，人阴阳合气应律"，指出人的阴阳之气配合犹如六律的高低有节。《灵枢·阴阳二十五人》中，以阴阳五行学说为基础，从阴阳、五行、五音等方面论述了25类不同体质的人的生理、心理、病理和治疗等方面的内容。我国古代文献《乐记》《荀子》《史记》等，均有音乐能使人耳目聪明、血气平和、调和人心、振奋精神、移风易俗等作用的描述。我国古代音乐美学三大书之一的《溪山琴况》，第一句话明确提

出琴乐之"首重者"就是"和"。可见，音乐是一种和合之气，能调和人体之阴阳，调和人与自然、社会的关系。古人认为，音乐表现的是天地间的和谐，而有了和谐，万物才能繁育生长。古汉字中"和"字的本义就是音乐和谐。因此，中医五行音乐治疗的原理就是利用不同的音乐类型，平衡和调和机体的阴阳，达到"阴平阳秘，精神乃治"的平衡状态。

（二）五音应五脏

1.中医生理方面

《黄帝内经》用五行学说把五音阶中宫、商、角、徵、羽与人的五脏、五窍、五体、五味、五方、五色等之间的关系——对应起来，如表9-1所示。通过五行学说，五音和五脏建立起——对应的联系，即宫通脾、商通肺、角通肝、徵通心、羽通肾，通过五音调节气机运行，侧重影响与之对应的脏腑，实现调理脏腑、防病治病的功能。

表9-1 五行与五音、五脏等关系图

五行	五音	五脏	五窍	五体	五味	五方	五色
土	宫	脾	口	肉	甘	中	黄
金	商	肺	鼻	皮	辛	西	白
木	角	肝	目	筋	酸	东	青
火	徵	心	舌	脉	苦	南	赤
水	羽	肾	耳	骨	咸	北	黑

2.中医情志方面

中医理论始终强调天人合一、形神合一的整体观，《素问·上古天真论》有云"恬淡虚无，真气从之，精神内守，病安从来"，可见精神心理因素对机体的重要作用。七情，即喜、怒、忧、思、悲、恐、惊七种情绪。七情与脏腑的功能活动有着密切的关系，七情分属五脏，以喜、怒、思、悲、恐为代表，称为"五志"。七情是人体对外界客观事物的不同反映，是生命活动的正常现象，不会使人发病。但在突然、强烈或长期性的情志刺激下，超过了正常的生理活动范围，而机体又不能适应时，使脏腑气血功能出现紊乱，这时的七情就成为了致病因素，而且是导致内伤疾病的主要因素之一，称为内伤七情。七情内伤造成人体气机紊乱，脏腑阴阳气血失调，从而导致疾病发生、发展，如表9-2所示。

表9-2 五音与五志、气机运动等关系图

五音	五脏	五志	气机运动	季节	生命运动形式
宫	脾	思	气结	长夏	化
商	肺	悲	气消	秋	收

五音	五脏	五志	气机运动	季节	生命运动形式
角	肝	怒	气上	春	生
徵	心	喜	气缓	夏	长
羽	肾	恐	气下	冬	藏

第二节 五行音乐疗法应用

一、施乐方法

(一)脏腑辨证

《灵枢·经脉》云:"盛则泻之,虚则补之……不盛不虚,以经取之"。通过辨别脏腑的虚实情况,来选择五行音乐,以达辨证施乐。《难经·六十九难》云:"虚者补其母,实者泻其子"。根据五行相生原理,一脏出现虚证时,应补其母脏;一脏出现实证时,应泻其子脏。因此应根据脏腑的虚实情况进行五行音乐的选择,做到辨证施乐。如肝实证时,可出现面红目赤、头目胀痛、急躁易怒等症状,应选择与其子脏(心)相应的乐曲,即徵调乐曲;如肝虚证时,可出现头晕目眩、两目干涩、手足蠕动、肢体麻木、爪甲不荣、胸胁隐隐灼痛等症状,应选择与其母脏(肾)相应的乐曲,即羽调乐曲。虚实症状不明显时,选择与该脏腑相应的音乐。《礼记·乐礼》记载:"宫动脾、商动肺、角动肝、徵动心、羽动肾",故不同脏腑病变时选择不同的乐曲,即肝病者选角调乐曲,心病者选徵调乐曲,脾胃病者选宫调乐曲,肺病者选商调乐曲,肾病者选羽调乐曲。

(二)情志辨证

《灵枢·邪客》指出:"肝属木,在音为角,在志为怒;心属火,在音为徵,在志为喜;脾属土,在音为宫,在志为思;肺属金,在音为商,在志为忧;肾属水,在音为羽,在志为恐"。通过五行与五脏的关系,将五音与五志相结合,即角音在志为怒,徵音在志为喜,宫音在志为思,商音在志为悲,羽音在志为恐,特定音调的乐曲可以激发与其相对应的情志。根据患者的情志特点来选择五行音乐调式,从而调节患者的情绪,以达辨志施乐。

1. 以情胜情

根据五行的相克原理,选择与其情志相克的音乐,将情志相胜法转化为五音相胜法,即情志为怒者,宜"悲胜怒",选择商调乐曲以克制怒;情志为喜者,宜"恐胜喜",选择羽调乐曲以克制喜;情志为思者,宜"怒胜思",选择角调乐曲以克制思;情志为悲(忧)者,宜"喜胜忧",选择徵调乐曲以克制悲(忧);情志为恐者,宜"思胜恐",选择宫调乐曲以克制恐。

2.因势利导

"因势利导"指当治疗对象从音乐中感受到强烈的情感共鸣后，潜意识中的刺激物有机会得以释放。音乐与人的情绪有"同声相应""同气相求"的关系，即当人处于不同的情绪状态时，所易于接受的音乐也正反映出当下的情绪。根据患者当下情绪状态选择音乐，使音乐与患者的情绪状态相符，产生共鸣，如患者情绪为"怒"时，具有木的特性，宜选择角调乐曲；患者情绪为"喜"时，具有火的特性，宜选择徵调乐曲。

（三）体质辨证

《黄帝内经》中将人的体质按五行和阴阳分别进行了分类，其中《灵枢·阴阳二十五人》根据人的体形、性格特征、对季节的适应能力等将体质分为木、火、土、金、水五大类型，即"五行人"，而《灵枢·通天》按照阴阳的多少，将人的体质分为太阴之人、少阴之人、太阳之人、少阳之人、阴阳平和之人，即"五态人"。两种分类方法是互相对应的，即木行人对应少阳之人，火行人对应太阳之人，土行人对应阴阳平和之人，金行人对应少阴之人，水行人对应太阴之人。当音乐属性与人体属性一致时，音乐的节奏与人体的节奏更接近，更易产生共鸣，达到更好的疗效。按照五行音乐与五行人的对应关系，木行人选择属性为木的音乐，即角调乐曲；火行人选择属性为火的音乐，即徵调乐曲；土行人选择属性为土的音乐，即宫调乐曲；金行人选择属性为金的音乐，即商调乐曲；水行人选择属性为水的乐曲，即羽调乐曲。这种五音与五行人对应关系的选乐方法是辨质施乐中的相应法。

二、中医五行音乐的归类及各自代表曲目

中医五行音乐的归类，就是以宫、商、羽、徵、角（分别对应1、2、3、5、6）五个音阶及以他们各自为主而谱写的调式或乐曲。五种调式的音乐因选用的主音不同，音色、音高、节奏、旋律、和声以及音程等不同，所发出的声波和场质不同，对脏腑和情志的作用也不同，中医五行音乐的分类、特点作用和各自代表曲目如表9-3所示。

表9-3　中医五行音乐的归类及各自代表曲目

	土乐	金乐	木乐	火乐	水乐
主音	宫音 (1—Do)	商音 (2—Re)	角音 (3—Mi)	徵音 (5—So)	羽音 (6—La)
调式	宫调，宫调式乐曲	商调，商调式乐曲	角调，角调式乐曲	徵调，徵调式乐曲	羽调，羽调式乐曲
五行	长夏音，五行属土	秋音，五行属金	春音，五行属木	夏音，五行属火	冬音，五行属水
五脏	通于脾	通于肺	通于肝	通于心	通于肾

续表 9 - 3

	土乐	金乐	木乐	火乐	水乐
五志	思	悲	怒	喜	恐
对气机的作用	促进全身气机的稳定，调节脾之气的升降	促进全身气机的内收，调节肺气的宣发和肃降	促进全身气机的上升、宣发和展放	促进全身气机的升提	促进全身气机的潜降
主要作用脏腑	中医脾胃功能系统	中医肺功能系统	中医肝胆功能系统	中医心功能系统	中医肾与膀胱功能系统
主要功效	养脾健胃、补肺利肾、泻心火	养阴保肺、补肾利肝	调节肝胆疏泻、疏肝解郁	养阳助心、振作精神	养阴、保肾藏精、助肝阴、泄心火、安神助眠
适用证候	脾胃虚弱，饮食不化、恶心呕吐、消瘦乏力、神衰失眠等	肺气不足、自汗盗汗、咳嗽气短、头晕目眩、悲伤不能自控等	肝气郁结、胁胀胸闷、食欲不振、性欲低下、月经不调、胆小易惊、心情郁闷等	心脾两虚、神疲力衰、心悸怔忡、胸闷气短、情绪低落、形寒肢冷等	虚火上炎、心烦意燥、失眠多梦、腰膝酸软、性欲低下、肾不藏精、小便不利等
曲调特点	典雅、柔和、流畅，敦厚庄重，犹如大地蕴含万物、辽阔宽厚	高亢、悲壮、铿锵有力、雄伟	舒展、悠扬、深远、高而不亢、低而不臃，春意盎然，生机勃勃	轻松活泼、欢快、旋律热烈、如火焰跃动，热力四射	清幽柔和、苍凉柔润，清澈光彩，如天垂晶幕，行云流水
代表曲目	月儿高、春江花月夜、平湖秋月、塞上曲、月光奏鸣曲、十面埋伏等	将军令、黄河、阳春白雪、金蛇狂舞等	姑苏行、鹧鸪飞、春风得意、胡笳十八拍、江南丝竹乐、江南好等	喜洋洋、步步高、紫竹调、喜相逢、山居吟、文王操	船歌、梁祝、二泉映月、梅花三弄、汉宫秋月、平沙落雁

课程思政

习近平总书记在 2014 年全国"两会"期间提到国家最核心的竞争力就是民族文化，要提高我们的民族自信首要的就是要深入的了解学习我国优秀的传统文化，并且继承发扬光大。中国传统民族音乐作为传统文化的重要组成部分，以乐符来记录各族人民的生活劳动。作为当代青年大学生，应该责无旁贷的承担起传承中华传统文化的责任，重塑民族文化自信，将属于我国的民族音乐推向全世界，让更多的国家了解我国的音乐。

三、中医五行音乐的主要运用形式

中医五行音乐的运用形式主要分为三种。一种是接受式，又称为聆听法，让人们通过聆听中医五行音乐，感受音乐，调理脏腑，调畅情志；第二种是参与式，人们通过主动参与演唱、演奏、舞蹈、音乐创作等，可以宣泄情绪，调畅气机，改善脏腑功能；第三种是综合式，将五行音乐与针刺、电疗、穴位按摩、导引、气功、心理治疗等方法相结合，最大限度地调动脏腑的功能、调畅情志，起到调理脏腑气血阴阳的作用。

四、中医五行音乐的应用情况

中医五行音乐的临床应用已在精神科疾病、中风及其并发症、儿童脑瘫、肿瘤、消化系统疾病、慢性疲劳综合征和亚健康状态、高血压病、疼痛、慢性阻塞性肺疾病及基础研究等领域得到了越来越多的关注和应用。然而并没有统一的五行音乐调式的选择方法，临床中要根据患者的脏腑虚实、情绪状态、体质状况来分析选乐，做到辨证施乐、辨志施乐、辨质施乐，以选择最佳调式乐曲，达到最佳施乐疗效。同时，相比较于单一情志致病，多种情志交织刺激致病是当今社会条件下情志致病的基本方式。因此不必拘泥于一病一乐或一人一乐，对于复杂疾病可以根据患者的情绪状态将几种调式乐曲融合在一起发挥作用，总之要灵活运用，以达到辨证施乐、辨志施乐、辨质施乐的最佳疗效。

五、学习测验

学习测验客观题　　学习测验主观题

参考文献

［1］ 刘继洪，许艺燕，徐光镇，等.耳穴医疗是中西医结合的一座"桥梁"［J/OL］.中国中西医结合杂志：1-3［2019-06-14］.http：//kns.cnki.net/kcms/detail/11.2787.R.20190530.1053.008.html.
［2］ 卢湘岳.耳郭形成与耳穴分布的倒置［J］.上海针灸杂志，2017，36(07)：866-869.
［3］ 杨汉云.针刺配合耳穴压丸治疗失眠的临床疗效观察［D］.北京中医药大学，2016.
［4］ 张恩和.耳穴分布规律的机制探讨［A］.中国针灸学会.2014'针药并用及穴位用药学术研讨会、山东针灸学会2014年学术年会论文集［C］.中国针灸学会：山东针灸学会，2014：4.

图书在版编目(CIP)数据

中医护理技能 / 潘晓彦,秦元梅主编. —长沙:
中南大学出版社, 2020.9
百校千课共享联盟护理学专业融媒体教材
ISBN 978 - 7 - 5487 - 0980 - 0

Ⅰ. ①中… Ⅱ. ①潘… ②秦… Ⅲ. ①中医学—
护理学—医学院校—教材 Ⅳ. ①R248

中国版本图书馆 CIP 数据核字(2020)第 109109 号

中医护理技能
ZHONGYI HULI JINENG

主编　潘晓彦　秦元梅

□责任编辑　李　婳　王雁芳
□责任印制　易红卫
□出版发行　中南大学出版社
　　　　　　社址：长沙市麓山南路　　　　邮编：410083
　　　　　　发行科电话：0731 - 88876770　　传真：0731 - 88710482
□印　　装　长沙印通印刷有限公司

□开　　本　787 mm × 1092 mm　1/16　□印张 14.75　□字数 349 千字
□互联网＋图书　二维码内容　字数 57 千字　视频 283 分钟　PPT 524 张
□版　　次　2020 年 9 月第 1 版　□2020 年 9 月第 1 次印刷
□书　　号　ISBN 978 - 7 - 5487 - 0980 - 0
□定　　价　45.00 元